不老長寿の食事術

オートファジーで
細胞から若返る

大阪大学教授・
生命科学者
吉森 保

日本栄養検定協会
代表理事
松崎恵理

KADOKAWA

はじめに

「高齢になっても元気でいたい」「見た目も若々しくありたい」「寝たきりは避けたい」。

本書を手に取った方はそのような気持ちをお持ちでしょう。

人生100年時代といわれています。平均寿命はおおむね右肩上がりです。WHO（世界保健機構）が2022年に発表した世界の平均寿命では日本は84・3歳で世界1位です。会社の定年退職の年齢も一昔前は55歳でしたが、20世紀末に60歳になり、今では働きたい人は70歳まで働くことができるようになりました。

ただ、一方で誰もが死ぬ直前まで元気なわけではありません。健康上のトラブルによって、日常生活が制限されずに暮らせる期間を「健康寿命」と呼びます。そして、平均寿命と健康寿命の平均には男性で8年超、女性は12年ほどの隔たりがあります。つまり、10

年前後にわたって病気と闘って亡くなる方が大半なわけです。

「そうはいってもそれは人間の宿命でしょ」と思われるでしょう。歳を重ねると体も動かなくなり、病気がちになる。これは多くの人には疑う余地はあまりないように映るはずです。ただ、生物学の最新の知見では「**老化は避けられる**」が常識になりつつありますす。本書の中で詳しくお伝えしますが、ネズミの一種やアホウドリは死ぬ直前まで若々しさを保っています。若いままで死にます。哺乳類でも寿命を長くする方法はいくつか明らかになっています。

つまり、古代の権力者が夢見た「不老長寿」は夢物語ではなくなりつつあります。

そして、その解となりうるのが**オートファジー**です。

みなさんの中にも、「オートファジー」という言葉を聞いたことがある人は多いかもしれません。「よくわからないけれども、健康に良い」と認識している人もいるでしょう。最近では空腹時間を意識的につくる「オートファジーダイエット」も流行《はや》っています（これについては、第1章でお伝えします)。

オートファジーは日本語では自食作用と呼ばれます。その名前の通り、当初は細胞が飢餓状態のときに細胞内の物質を分解して栄養分に変えて生き延びる仕組みとして認識されていました。空腹状態になると活性化するので、ダイエットと関連してこの役割が紹介されることが多いわけです。

ただ、オートファジーの役割は飢餓時の栄養源確保にとどまりません。

細胞内の新陳代謝つまりリフレッシュをおこなったり、細胞内に侵入してきた病原体や認知症の原因になるたんぱく質の塊、壊れたミトコンドリアなどの有害物を狙い撃ちで分解したりする役割もわかってきています。

そして、病気との関係が明らかになって以降、オートファジーの注目度は一気に高まりました。今では、がんやアルツハイマー病、パーキンソン病、脂肪肝や心不全などがオートファジーの機能を活性化させることで防げるのではと期待が高まっています。

高齢になると低下しがちな免疫力を高めるため感染症対策にも有効です。オートファジーを維持することで高齢になっても運動量を高い水準で維持した動物実験の結果もあります。また、細胞をフレッシュにすることから美容業界も注目しています。細胞が生まれ変わるオートファジーをうまく活用できれば、シミやシワの予防が今とは全く異なる形になるはずです。

本書では、これまでのオートファジー関連の書籍よりも一歩踏み込んだ、最新の研究から明らかになったこともお伝えします。

では、どうやってオートファジーを活性化できるのか、そんなことが簡単にできるのか。安心してください。オートファジーはみなさんが今の生活を少しだけ変えることで高められるでしょう。それも、特に難しい対策を練る必要もなく、食生活を見直すだけで対応できます。

第1章ではオートファジーはそもそも何かを紹介しつつ、いかに私たちの健康に欠かせないかについてお伝えします。

第2章では、まず食事の基本型を解説し、その上で具体的にオートファジーを活性化するには何をどのように食べれば良いかを紹介しています。

第3章ではオートファジーを活性化する食品を使ったレシピを紹介します。無理なくつくることができて、美味《おい》しく食べられる。毎日の食事が単調にならずにオートファジーを生活に取り入れられるレシピをそろえました。

第4章では美容、病気との関係についてお伝えします。最新の研究ではオートファジーは私たちの健康をどこまで変えるのかについて、第1章よりも踏み込んで解説します。

第5章では、食事以外でもオートファジーを高められる生活習慣を紹介しています。

本書は、オートファジー研究の第一人者である生命科学者と栄養学の専門家による共著です。

二人で議論しながらお互いの専門を補完した形になっています。

タイトル『不老長寿の食事術』は、読者の皆さまが「不老長寿」を目指すにあたり、効果的なレシピや生活習慣を伝えることを意図しています。

「絶対に不老長寿になるのか」といわれれば、「それを確実に約束する方法は現段階では世の中に存在しないでしょう」と言わざるをえません。それは、みなさんもなんとなく理解しているはずです。

ただ、不老長寿に近づく方法はあります。動物実験や人間の培養細胞を用いた実験、また人間の疫学調査などから、不老長寿につながるのでは——そんな期待が膨らむ結果がえられているからです。本書で紹介するのはそうした証拠に基づいた食事術であり、取り入れる価値があるものです。

本書ではオートファジーに役立つ食品を紹介していきますが、体に良いからといって特定の食品だけを食べるような食事は避けてください。

重要なのはバランスです。

必要な栄養素をバランスよくとることで食事の「土台」ができます。土台をつくった上でプラスαで体に良いものを食べる習慣が欠かせません。建物の基礎がしっかりしていないと、住宅の寿命が短くなったり、何かが起きたときに全く対応できないのと同じです。

無理なく、無駄なく食べて、オートファジーも活性化できる。そうした食事術や生活習慣をオートファジー研究の最前線から紹介します。

第1章、第4章、第5章は吉森《よしもり》が、第2章、第3章は主に松崎《まつざき》が執筆を担当しています。

では、どのようにして食事のバランスをとるのか。オートファジーを高めるのか。そしてその結果、あなたの体がどのように変わるのか。一緒に見ていきましょう。

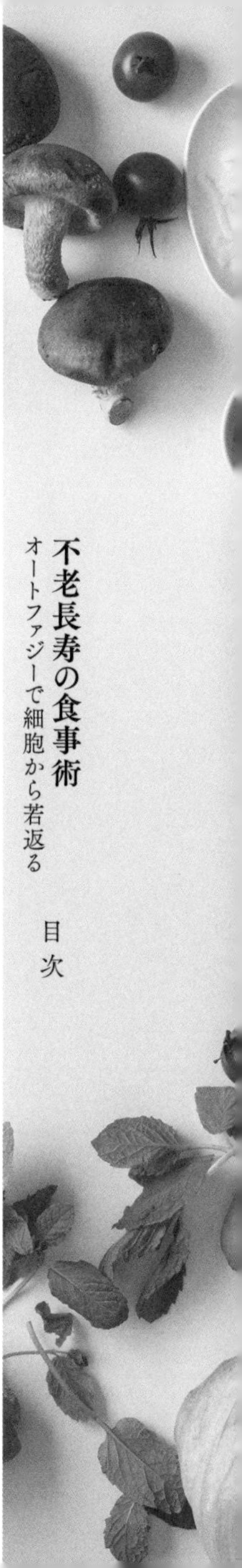

不老長寿の食事術
オートファジーで細胞から若返る

目次

2 具体的にどう食べれば良いのか　62

第3章 毎日食べたいオートファジーレシピ　113

第5章　生活習慣でオートファジーを高める！

装幀　田中俊輔
構成　栗下直也
DTP　エヴリ・シンク
レシピ考案・調理・栄養素表記　松崎恵理
写真（カバー・本文）　さくらいしょうこ
著者エージェント　アップルシード・エージェンシー

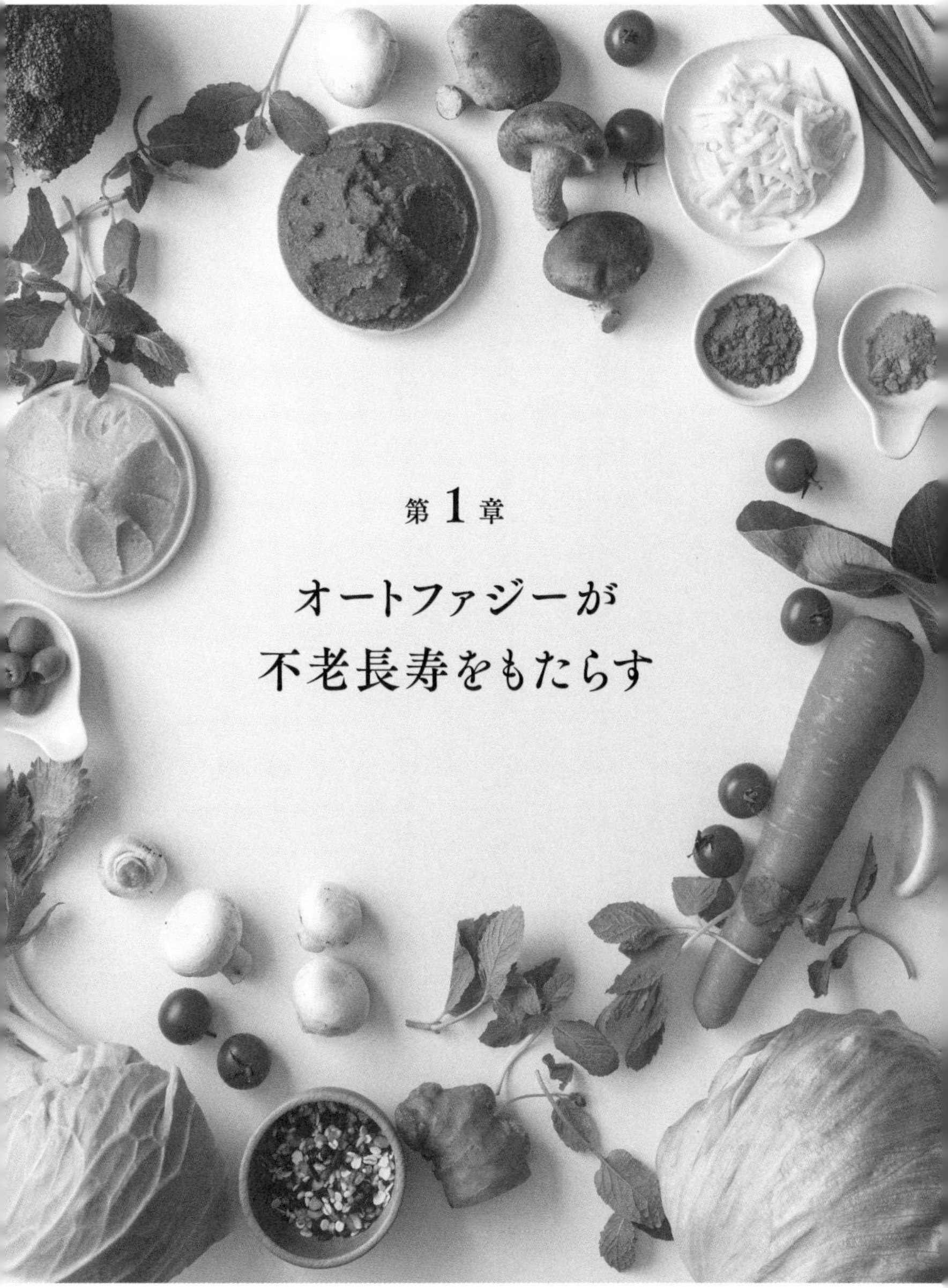

第1章

オートファジーが不老長寿をもたらす

16時間断食をしなくてもオートファジーは機能している！

近年、プチ断食が話題です。

「12時間ダイエット」「16時間断食」「半日断食」などの言葉がメディアを賑《にぎ》わせています。

そして、空腹の時間を長くつくるダイエットに共通する最大のメリットが「オートファジー」です。空腹になると細胞内でオートファジーが機能して、体のダメージがリセットされ、体が内側から若々しくなると紹介されています。

オートファジーの専門家としては、研究対象が広く知られるのはうれしい限りですが、同時に違和感もあります。ブームになることで、少し誤解も生まれているなというのが本音です。

例えば十数時間断食するとオートファジーの働きが数倍に活性化するとの主張もあり

ますが、そのようなデータは存在しません。

断食しないとオートファジーが働かないと思われている方もいるかもしれませんが、オートファジーはみなさんの体の中で常に起きています。

確かに「空腹状態＝カロリーを抑える」と活性化しますが、12時間にも16時間にも根拠はありません。むしろ、常に体の中で起こっているオートファジーを一定レベルに維持することが健康には重要です。

断食は確かに効果が見込めます。

カロリーを抑制することは内臓を休ませ、脂肪を燃焼させます。高血糖や体内での炎症も防げるといわれています。そして、オートファジーにも有効です。動物実験ではカロリーを制限すると寿命が延びることがわかっていますが、これはオートファジーによる効果とされています。

一方で、断食でカロリーを抑えるのも一食当たりのカロリーを抑えるのも効果は同じとされています。摂取するカロリー量を抑えられれば、方法は問わないわけです。

つまり、修行僧のように食べるのを我慢せずに一食当たりの食事を腹八分にすれば効果は見込めます。オートファジーも活性化します。

むしろ、極端な断食はデメリットがあります。

過度な断食によってオートファジーで分解された筋肉は栄養が足りないために再合成されなくなり、細くなってしまいます。また、絶食している状態から急に食べると血糖値が急上昇し動脈硬化の原因になるという研究もあります。

さて、少し前置きが長くなってしまいましたが、本書を読み進める前にみなさんに覚えておいてほしいのは、極端な健康法や食事法にはデメリットもあるということです。

極端な方法はわかりやすく簡単に取り組めるので注目を集めがちですが、専門家の視点からするとエビデンス（証拠）が明確でないものも少なくありません。生物学的にも栄養学的にもマイナスの側面もあります。

本書では、エビデンスを示しながらオートファジーを活性化する食事方法や生活習慣を紹介していきます。

オートファジーは、ダイエット法でも断食法でもありません。人間を健康に保つ、細胞の働きのひとつです。そして今、生活習慣病や認知症、感染症、腎症、心臓病、肺炎などの炎症の改善と深くかかわることがわかってきています。また、免疫を高めて健康寿命を延ばす効果や美容との関係でシミ、シワ防止に役立てる研究も進んでいます。その働きは食生活や生活習慣の改善で高められます。

本書では、オートファジーを高める食品や食べ方を示していきますが、まず、オートファジーとは何なのか、どのような効果があるのかについてもう少し見ていきましょう。みなさんの健康意識を大きく変えることになるはずです。

オートファジーの力とは

オートファジーは健康には不可欠

人間は何からできていますか？　と聞かれたらみなさんはなんと答えますか。

おそらく、「皮膚」「骨」「内臓」などの答えを思い浮かべた人が多いでしょう。

実はこれらは全て「細胞」からできています。

そして、人間は37兆個もの細胞からなります。

その細胞ひとつひとつの中には、多くの物質が存在します。物質がつくる「器官」もあります。エネルギーをつくる器官もあれば、物質を消化する器官もあります。人間の社会のように「道路」もありますし、「リサイクル工場」もあります。

細胞の中の物質が全体のためにひとつひとつ動いています。細胞は何億年も前から、人間社会の物流網より効率的な、非常に秩序だった物流の仕組みを持っているわけです。人間の社会よりもある意味、きっちり動く世界があります。


細胞ひとつひとつが正確に機能しているから、私たちは問題なく日々を過ごせています。つまり、健康とは細胞が正常な状態です。その反対に病気とは細胞に不具合が起こっている状態です。細胞がまともに機能しなくなることで私たちは体調が悪くなり、最終的には死ぬこともあります。

細胞には恒常性という特徴があります。これは体の状態をある一定のレベルに保つ生命の現象です。難しく聞こえるかもしれませんが、恒常性があるから、私たちの体温や体重はある一定の範囲内に収まっています。

もちろん、大半の人はこの恒常性を日常で意識する事はほとんどないでしょう。「おお、今日も細胞のおかげで昨日と変わらず元気だ」なんていう人はいません。

ただ、体の中でこうした調節がされていることは感覚的に知っているはずです。ですから、体温が39度もあれば、なんだかおかしいなと気づきますし、体重が1週間で5キログラムも減少したら、病気かなと疑うわけです。

恒常性が失われると体が一定に保たれなくなります。つまり病気になるわけです。細胞が恒常性を失う原因はいろいろありますが、病気は細胞がこれまでどおりの活動ができなくなることで起こります。細胞がおかしくなることが病気の原因の一つです。

ですから、人間にとって細胞を正常に保つことは非常に重要です。そして、オートファジーは細胞を正常に保つ重要な役割を果たしています。

オートファジーはモノの名前ではありません。「細胞の中の物質を回収して、分解して

リサイクルする」現象あるいはシステムです。

細胞内の「社会」のお話をしましたが、そこでのオートファジーのイメージとしては清掃車がリサイクル工場に物を運ぶ光景を想像してもらうとわかりやすいかもしれません。

ちなみに、オートファジーが運ぶのはゴミだけではありません。詳しいことはのちほどお伝えします。

古くて新しいオートファジー

おそらく、多くの人が「オートファジー」の言葉を聞くようになったのはここ数年でしょう。ですから、非常に新しい発見だと思われている人も多いはずです。

確かに、雑誌やテレビ、書籍などで健康と関連して取り上げられるようになったのはここ数年ですが、オートファジーの存在自体は、半世紀以上前からわかっていました。

1963年にベルギー人のクリスチャン・ド・デューブが、細胞内で成分の一部が分解されている現象を「自分を食べる」という意味で「オートファジー」と命名しています。

彼はオートファジーを見つけようとして見つけたわけでなく、細胞内の別の研究の過程で発見しました。

ただ、その後はオートファジーの論文は年間で数本〜数十本しか発表されないような状態が続きました。なぜ、半世紀も注目されなかったかというと、よく仕組みや役割がわからなかったからです。それが、今では論文は年約1万本にまで増えています。

これは理由がはっきりしています。生物学者の大隅良典《おおすみよしのり》先生が酵母でオートファジーに関する遺伝子を発見し、1993年に報告したからです。

簡単にいうと、遺伝子は命の設計図のようなものです。仕組みを明らかにする大きなヒントになります。設計図がわかったことで、オートファジーの仕組みを解き明かす手がかりが得られ、研究が加速しました。

大隅先生はこの発見で、2016年にノーベル生理学・医学賞を受賞しました。その後、本書の筆者の一人である吉森や東京大学の水島昇《みずしまのぼる》教授がオートファジーの仕組みは動物にも共通することを裏付けたことで爆発的に研究する人が増えました。オートファジーは、酵母のような単細胞生物からヒトに至るまで幅広く存在していて、その基本的な仕組みはほぼ同じだったのです。

オートファジーに限りませんが、研究は人間にも応用できることがわかると多くの人が興味を持つようになります。役に立つかもしれない可能性が飛躍的に高まるからです。オートファジーの歴史は初めは何の役に立つかわからなかった研究が、人類に貢献する研究に育ったわかりやすい例といえます。

オートファジーは病原菌をやっつける

栄養を得る

オートファジーの役割は大きく3つあります。

ひとつ目はすでに述べましたが、空腹のときに自らを分解して栄養分に変える働きです。これがオートファジーの役割としては最も知られています。

オートファジーはギリシャ語で食べるという意味の「ファジー」に「オート（自ら）」をくっつけた造語です。日本語では自食作用と呼ばれています。ですから、その名前の通り、動物や植物が細胞内で自分の細胞の中身を食べて、壊してエネルギーや新しい細胞の材料をつくりだす仕組みとして理解されています。飢餓状態を生き延びるための一種のサバイバル機能ですね。

「空腹時にオートファジーが活性化する＝プチ断食が体に良い」と認識されているのも、この働きが広く知られているからです。

ただ、この役割しか明らかにされていなかったら、オートファジーはおそらく今ほど注目を集めることはなかったはずです。

細胞の中をリフレッシュする

ふたつ目は細胞内の新陳代謝の機能です。

人間の体は37兆個の細胞からできています。そのひとつひとつは目では見えない大きさですが、細胞内には無数の物質が存在します。オートファジーは毎日少しずつ細胞内の物質を分解して入れ替えています。これは私たちの健康に非常に重大な役割を果たしています。

例えば、私たちが生きるためのエネルギー源のひとつにたんぱく質があります。成人男性は、毎日、約60〜70グラムのたんぱく質を肉や卵、牛乳など食事から摂取することが推奨されています。一方、体の中では1日約240グラムのたんぱく質が合成されています。細胞がたんぱく質をつくっているのです。

「おや?」と思われますよね。明らかにつじつまが合っていません。

食べる量のたんぱく質は70グラムなのに、240グラムのたんぱく質がつくられる。しかも1日にたんぱく質70グラム程度がエネルギーに使われて消えていくと言われています。それなのに240グラムがつくられるわけです。

では、どのようにして240グラムのたんぱく質をつくっているかというと、主にオートファジーが240グラムのたんぱく質を分解しています。体中の約37兆個の細胞のたんぱく質を合わせたら何キログラムもありますので、その内の240グラムを分解します。

240グラムと聞くとすごい量ですが、37兆個の細胞ひとつひとつにしてみたら、数%です。毎日毎日、全細胞の数%だけを、壊してはつくりなおしています。

ここでも、おそらくみなさん「おや？」と思うはずです。

「240グラムを分解して240グラムつくるのって意味があるのか」と疑問を抱いたのではないでしょうか。

分解するのにもエネルギーが必要です。エネルギーを使って、わざわざ分解して、同じものを再びつくることに何の意味があるのか、特別の意味がなければ、分解しなくていいのではと思うはずです。

実際、長い間、この分解してつくりなおす行為は謎のままでしたが、オートファジーの研究が進んだことで健康の維持と非常に強いつながりがあることがわかっています。

オートファジーの遺伝子を壊したマウスでの実験結果があります。「肝臓だけでオートファジーが起こせない」「腎臓だけでオートファジーが起きない」などのマウスをいくつもつくって試しました。そうするとオートファジーが機能しない臓器で病気が起きました。肝臓のオートファジーを止めたマウスは肝臓が悪くなり、腎臓のオートファジーを止めたマウスは腎臓が悪くなりました。

細胞に何も問題がないような状態でも、オートファジーによって細胞内を壊して、またつくる作業が非常に重要なことがわかったわけです。

身近な例としては、車のメンテナンスを考えるとわかりやすいかもしれません。

例えば、あなたが新車を買ったとします。購入後10年くらい経過してもまだ走れるでしょうが、見た目も機能も中古車になっているはずです。

では、故障していなくても毎日部品を交換していたらどうでしょうか。今日はハンドル、明日はエンジンと交換していたら、数十日で新車になり、交換し続ければ、その状態が保たれます。

もうひとつ例をあげましょう。パルテノン神殿も伊勢神宮も2000年以上前から存在します。パルテノン神殿は石造りでりっぱで伝統を感じさせるものの、ボロボロです。一方、伊勢神宮は木造ですが今でもピカピカです。

伊勢神宮は式年遷宮といって、20年ごとに建て替えているのです。左右に同じ広さの敷地を用意しておいて、20年経つと空いている敷地に全く同じ建物のコピーを造って、できあがったら古い方を壊してしまいます。これは技術を絶やさず若い人に継承するためという理由もありますが、新しくするために壊す作業を絶えずやっているともいえます。

人間が健康なのは恒常性を維持しているからだと説明しましたが、細胞の新陳代謝はまさに恒常性維持の基本です。昨日と同じような自分があるのも、細胞の中を入れ替えるオートファジーのおかげなのです。

有害物を取り除く

そしてみっつ目です。細胞内の新陳代謝は細胞内の物質をランダムに分解しますが、オートファジーには細胞内の「敵」を狙い撃ちして、取り除く働きもあります。

敵というのは、侵入してきた病原体であったり、認知症の原因になるたんぱく質の塊であったり、壊れて中から毒性のものが漏れてくる器官であったり色々です。要するに細胞にとって有害なものです。

これまでの医学の常識では細胞内に病原体（細菌やウイルス）が逃げ込むとなす術《すべ》がないと言われてきました。細胞外でしか病原体には対処できないと長い間にわたって思われていたのです。

オートファジーはこの常識を塗り替えました。細胞の中に逃げ込んだ病原体を退治できることで、新しい免疫システムとして非常に注目を集めています。最近になり、細胞内で外敵を察知する仕組みは他にもあることがわかってきていますが、察知して、殺し

図1　オートファジーの役割

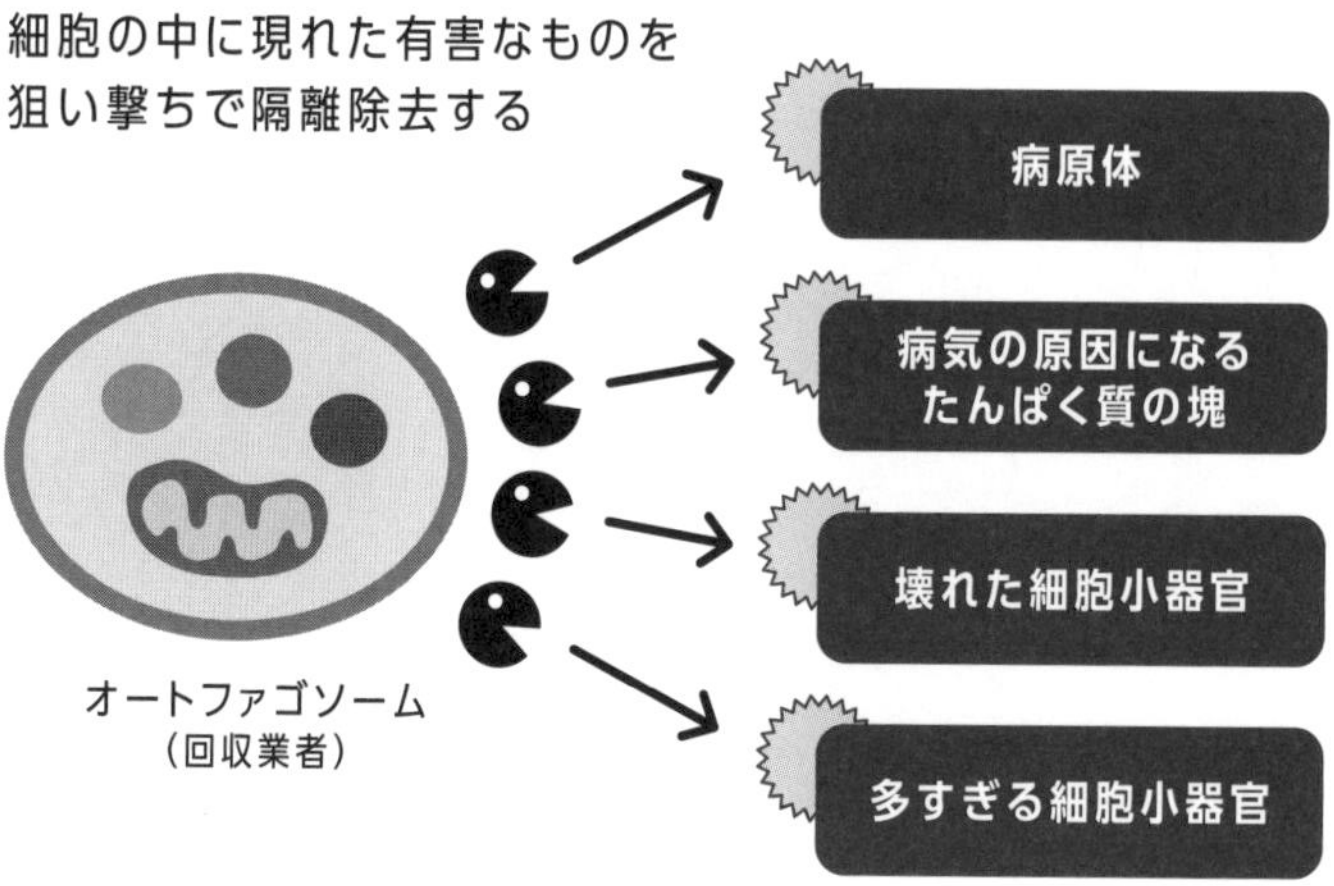

オートファジーの役割の一つは体内の有害物の排除。　出典：吉森作成

てしまうほど強力に作用するのはオートファジーだけです。

例えば、サルモネラ菌や溶連《ようれん》菌などを捕捉《ほそく》して分解できることはすでにわかっています。みなさんがよく知っているヘルペスウイルスやインフルエンザウイルスにも対抗します（もちろん、全ての病原体を取り除くことはできません）。

病原体だけでなく、病気の原因になるたんぱく質の塊や、壊れた器官も除去します。これも非常に重要な機能です。

図2　オートファジーと健康寿命

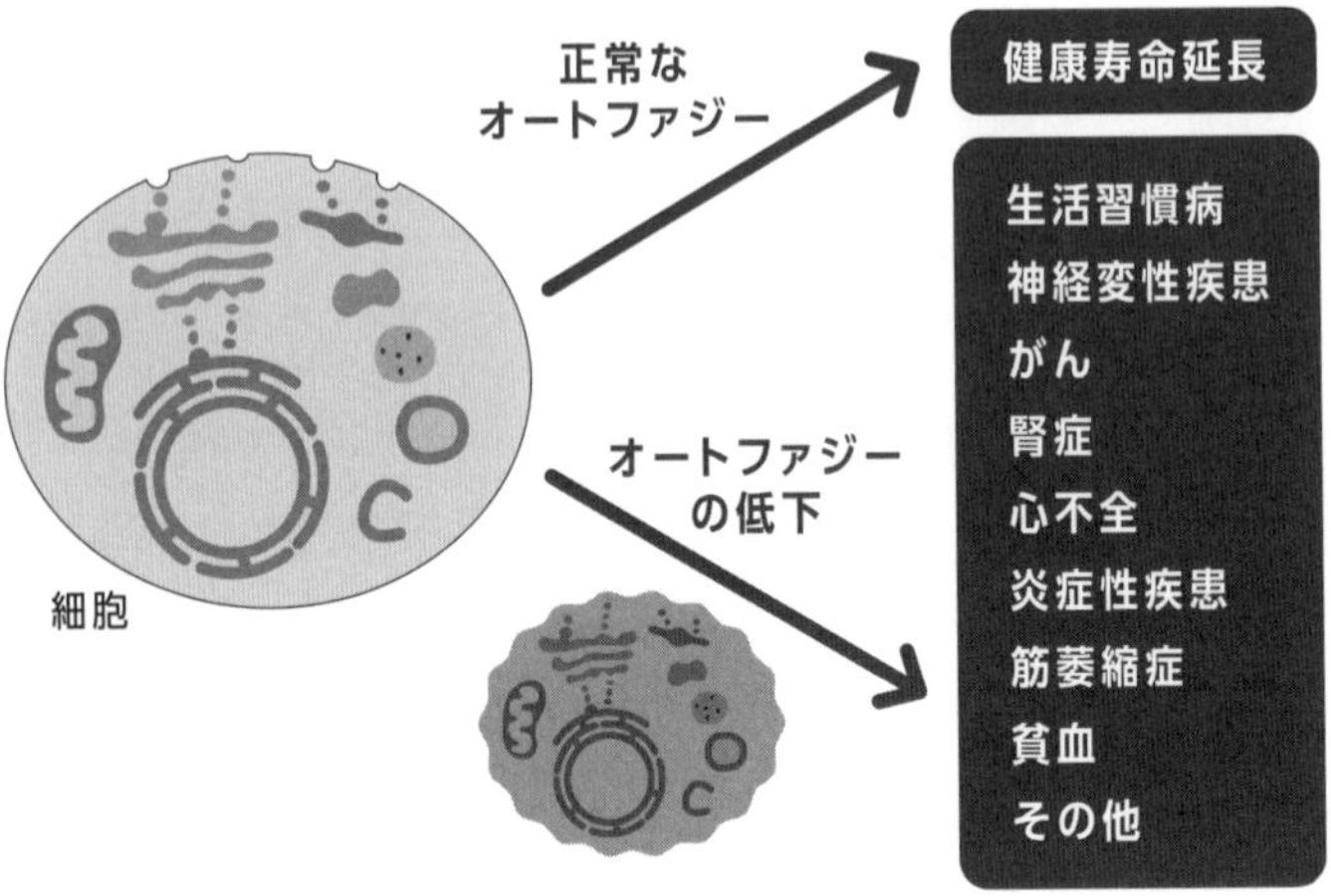

オートファジーが低下すると免疫力は低下する。　出典：吉森作成

オートファジーは細胞内を新陳代謝で入れ替えますが、人間の細胞は細胞ごとでも入れ替わります。ただ、全ての細胞が入れ替わるわけではありません。脳の細胞や心臓の細胞などはヒトが生まれてから死ぬまでほとんど入れ替わりません。細胞が入れ替わらなければ、細胞内を入れ替えて正常に保つ役割の重要性は増します。

みなさんがよくご存じのアルツハイマー病やパーキンソン病など神経変性疾患と呼ばれる病気は、脳の細胞の中にたんぱく質の塊がたまって細胞が死ぬことで、ひき起こされます。オートファジーはそのようなたんぱく質の塊も掃除してくれるので、その働きを維持できれば、予防につながるのではないかと今、研究が盛んになっています。

オートファジー研究が非常に盛んになってきたのは、健康に役立つことがわかってきたからです。病気や老化とオートファジーの関係については第4章で詳しく述べますが、オートファジーを活性化させることで、特定の病気の治療を解決するだけでなく、免疫力を高め、健康寿命を延ばせる可能性も非常に高まっています。

歳をとると働かなくなる

ところで、オートファジーが活性化する、上がる、あるいは低下する、下がる、とはどういうことでしょうか。

オートファジーは、細胞の中に小さな回収業者が作られて、それが色々なものを包み込んで（オートファゴソーム）、リサイクル工場まで運び、工場で分解することで起こります。

オートファジーが活性化するというのは、そのオートファゴソームがたくさんできて、多くのものを分解するということです。オートファゴソームは普段から少しずつ作られていますが、それが減ってしまうとオートファジーが低下した、ということになります。なお工場での分解が何らかの原因から減っても、オートファジーは低下したことになります。

オートファジーの活性度合いはオートファゴソームの数や、オートファゴソームが工場に運んだものの分解を調べることで測定します。

細胞の健康を守っているオートファジーですが、弱点もあります。加齢に伴って、働きが鈍くなってしまいます。それも、少しずつ働かなくなるのではなく、急激に下がります。

動物実験ではどの動物でも生殖年齢（子どもをつくれる時期）を超えるとオートファジーが下がることがわかっています。

人間では残念ながら何歳くらいから下がるかまだはっきりわかっていませんが、加齢とともに下がるのは間違いありません。動物で下がる年齢を人間に換算すると、60歳前後で下がるのではと推測しています。もちろん、個人によって違いますが、人間は60歳を超えると急に発がん率も高まります。60歳をひとつの節目としてとらえてもいいでしょう。ただし、人間の場合、一般的な老化と同様個人差が大きいと考えられ、人によっては例えば40代から下がり始めることもありえるでしょう。

高齢になるとオートファジーが下がると聞くと、「結局、歳には勝てないのか……」と思われるかもしれませんが、安心してください。

オートファジーは一度、下がっても、高められます。

つまり、オートファジーを維持できれば、高齢になっても元気でいられる可能性が高まります。決して夢物語ではありません。

オートファジーを活性化させる方法は明らかになりつつあります。そして、明日からでも暮らしに取り入れられます。

食生活で活性化できる！

オートファジーを活性化する成分

生活習慣を見直すことでオートファジーは高められると考えられます。

特に食事の改善は誰もが取り組みやすいでしょう（生活習慣とオートファジーについても、第5章で詳しく説明します）。

すでに、天然の食品成分の中にオートファジーを活性化する成分がいくつも見つかっています。

もっとも有名なのが「スペルミジン」です。

納豆や、熟成したチーズ、豆腐、しいたけ、しょうゆ、味噌《みそ》などに豊富に含まれています。

スペルミジンはオートファジーの研究が盛んになる前から注目されていました。

食事の調査によってスペルミジンを含む食べ物を多くとっている人ほど、心不全などの心血管疾患のリスクが低下することを示した研究があります。

また、100歳以上の人にはスペルミジンが体の中に多いとの報告もあります。動物実験ではスペルミジンによって寿命が延びることもわかっています。

スペルミジンに関して、オートファジーの働きによる人体への効果として良くわかっているのは、病原体から体を守る「抗体」への作用です。

人間の抗体をつくる細胞は加齢によって機能が低下します。高齢になると抗体ができにくくなるのはそのためです。

お年寄りの人の抗体を作る細胞を取り出してスペルミジンをふりかけて実験したところ、オートファジーが活性化して細胞が元気になり、抗体をつくれるようになったデータがあります。ですから、免疫力の低下にオートファジーは有効といえます。

また、最近の研究ではスペルミジンが、お年寄りのがんに対する免疫を回復させたという論文も発表されています。これはオートファジーによる効果かはまだわかっていませんが、その可能性が高いと私（吉森）は考えています。

スペルミジンは人間の体内でもつくられる物質ですが、加齢とともにつくれる量が減ります。高齢な人ほど食事から補うのは効果的です。

スペルミジン以外でもオートファジーの活性化を後押しする食品成分はわかっています。例えば「**ウロリチン**」です。

ウロリチンはザクロやベリー、クルミなどナッツ由来の食品素材に含まれます。オートファジーは「**細胞内の掃除役**」とお伝えしましたが、ウロリチンにはその働きをサポートする作用が確認されています。

また、動物実験ではウロリチンの働きで線虫の寿命が1・2倍長くなったことも報告されています。第4章で詳しく説明しますが、これはオートファジーが健康寿命を延ばす可能性を示しています。

赤ワインやブドウに含まれるポリフェノールの一種である「**レスベラトロール**」もオートファジーの活性化を促します。レスベラトロールは寿命を延ばす働きがあることが動物実験で確認されています。これがオートファジーの効果かははっきりしていませんが、

図3　オートファジーを活性化させる食品

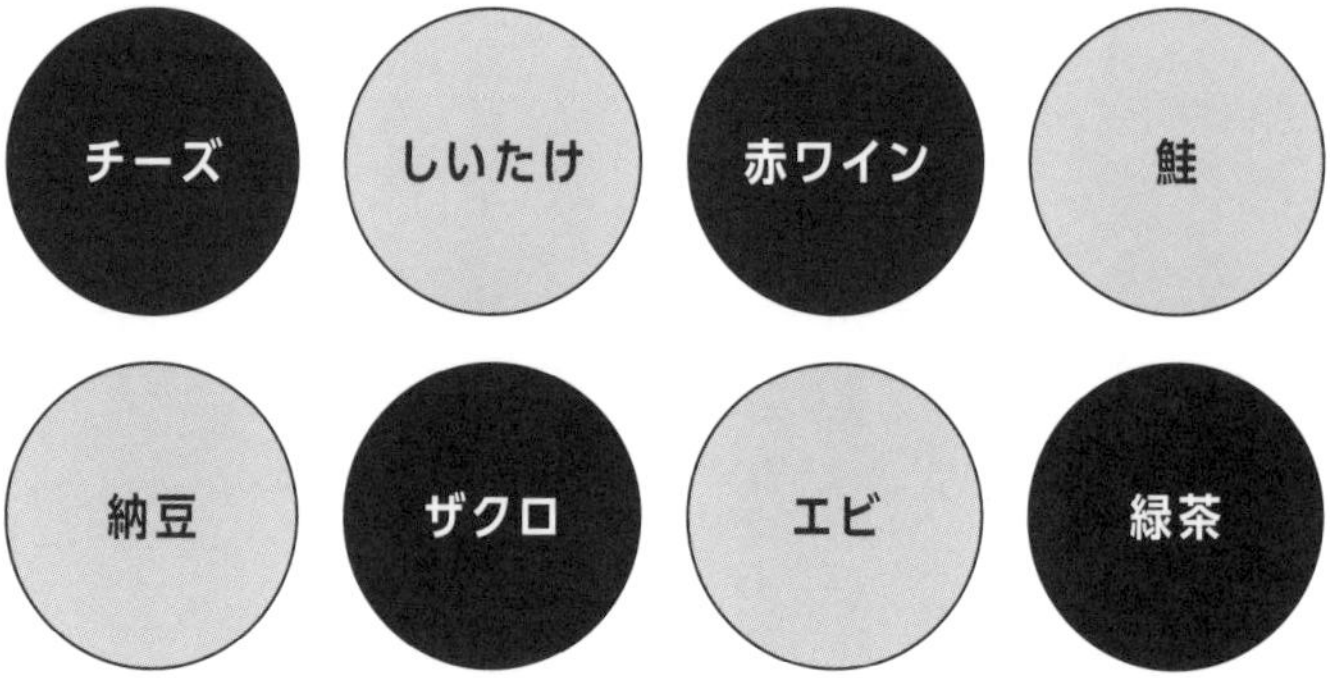

特定の食品が持つ成分をとると、オートファジーが活性化する。
寿命を延ばす成分があることも動物実験で確認されている。

レスベラトロールを摂取すると長寿につながるのは間違いありません。

他にも、アスタキサンチン（カニやエビに豊富）、カテキン（緑茶や抹茶に含まれる）などもオートファジーの働きを高める成分として知られています。

オートファジーを妨げる食べ物も

一方でオートファジーを妨げる食べ物の成分もあります。

脂質です。

脂質は効率の良いエネルギー源ですが、摂取しすぎるとよくありません。オートファジーを低下させます。

最も避けなければいけないのは、唐揚げやフライ、てんぷらなどの揚げ物やラーメンなどの高脂肪食です。

脂っこい食事が体に悪いことはみなさんもイメージできると思いますが、人間と同じ哺乳類であるマウスの実験では肝臓におけるオートファジーの働きを低下させ、脂肪肝の原因になることが示されています。

肝臓だけにとどまらず、高脂肪食を過剰に摂取すると、オートファジーの活動が減り、さまざまな弊害が生じると考えられます。

オートファジーを活性化する観点からは、「唐揚げやラーメンを食べすぎず、納豆や熟成チーズやきのこ類を食べ、ワインを飲むと良い」となります。

ただ、「毎日、納豆ばかり食べられないよ……飽きるよね」というのが本音でしょう。

オートファジーを活性化させれば健康に良いのはわかっていても、オートファジーを活性化させることが生活の目的になってしまうと、毎日の食事があまり楽しくなくなってしまうかもしれません。

いくら健康でいられるからといっても、オートファジーに効く成分だけとり続けるのは現実的ではありません。

無理なく、楽しく、食事をとりながら、オートファジーを活発にして健康寿命を保つ。

そのためにはどうすればよいのかを、栄養学の観点から第2章ではみていきます。

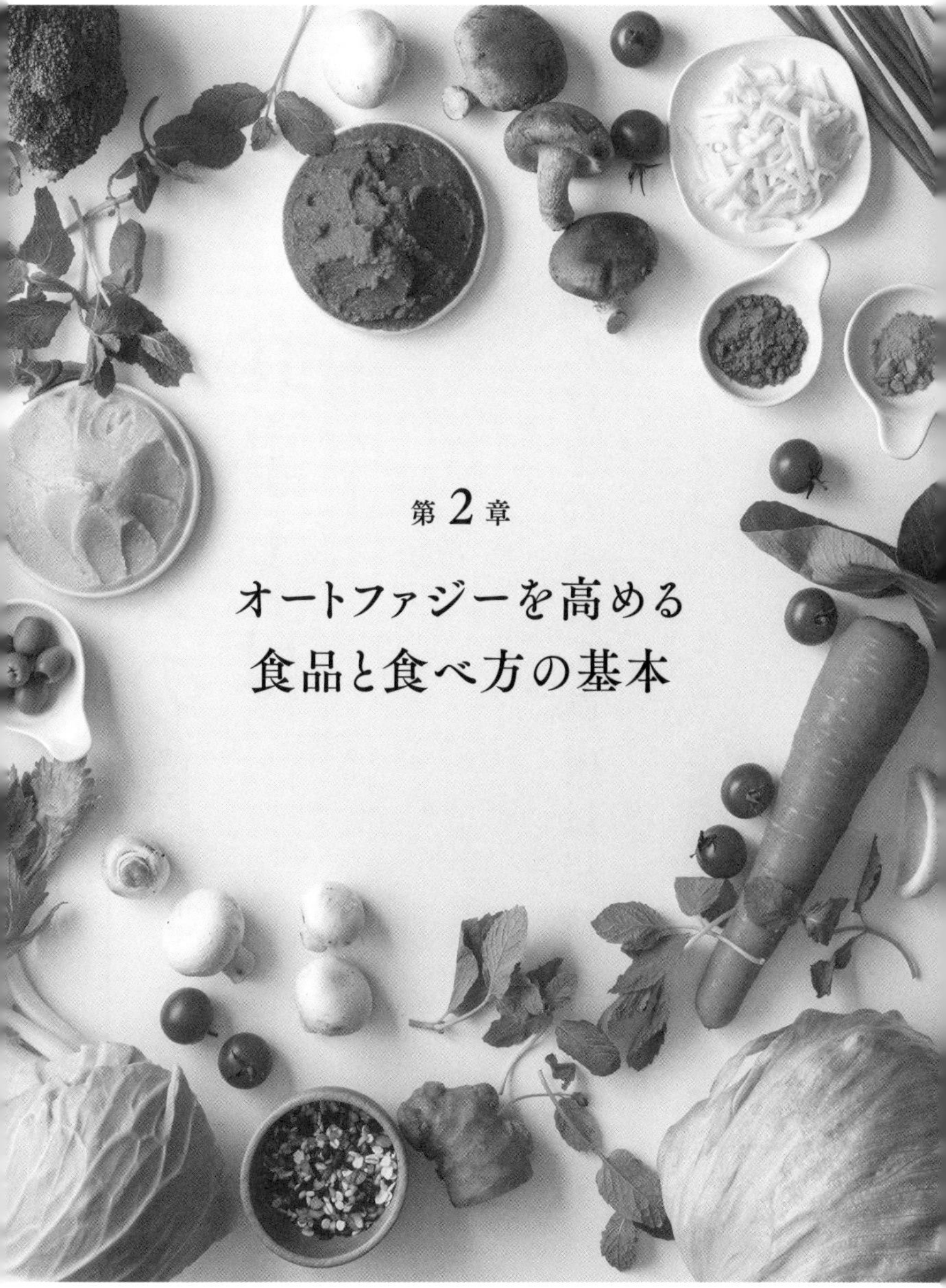

第2章

オートファジーを高める食品と食べ方の基本

1 バランスの良い食事とは

特定の食品だけを食べても健康は維持できない

「体調が悪いのですが何を食べればいいですか」「若さを保つためにおすすめの食品ってありますか」。

仕事柄、このような質問をよく受けます。

この本を手に取った方も、「オートファジーが健康を維持するのに重要なのはわかりましたが、結局、何をどのように食べればよいのか?」と思いながら、ここまで読み進めてきたでしょう。

結論からお伝えしますと、何か特定の食品だけを食べても健康は維持できません。オートファジーを高められても健康のバランスを崩しかねません。

重要なのは、「かたよらない食事」です。

食事の型をしっかりつくって、プラスαで「体に良い」「オートファジーを高める」とされるものを食べていく姿勢が大切です。

納豆と赤ワインがオートファジーを活性化するからといって、毎日、納豆と赤ワインを食べればいいのか。ちょっと無理がありますよね。

「それは極端な例でしょ」と思われるかもしれませんが、知らず知らずのうちに極端な食生活をしてしまっているのが現代に生きる私たちの特徴です。

特に、忙しく働いている中高年の方は糖質や脂質が多く、たんぱく質や野菜、果物が少ない食事になりがちです。

みなさんも、朝食を抜いて、お昼は忙しいので会社の近くでパスタやそば、丼物でサッと済ませていませんか。夜も、残業の合間にコンビニ弁当を適当に食べている人も少なくないはずです。

「確かにそうですが……。油物は食べていません」「昼食のそばに卵をつけています」などそれなりに気を付けているかもしれませんが、結果的には炭水化物主体でたんぱく質が不足しているメニューを口にしていることになります。

例えば体重60〜70キロくらいの成人では、1日あたりのたんぱく質は60〜70グラム程度とることが推奨されています。これは、後で詳しく説明しますが、かなり意識的に食事をとらないと満たせない数字です。

一方で、「糖質制限を徹底して、プロテインを飲んでいるので、たんぱく質は十分に摂取しています」という方もいますが、これは反対に糖質の不足が体に悪い影響を与えかねません。健康を気にするあまり、逆にバランスが悪くなっている例といえます。

第1章でも触れた通り、健康とは細胞ひとつひとつが正常に保たれている状態です。

そのためにはさまざまな栄養素が必要で、バランスのいい食事をとることが最も効率的なのです。

野菜はどう食べるかが大事

「健康的な食事」「バランスの良い食事」と聞くとどのようなイメージを持たれますか。おそらく、「野菜をちゃんと食べる」と考える方が多いのではないでしょうか。実際、私（松崎）の周りでも「野菜をたっぷりとる食事＝健康的な食事」と考えている人は少なくありません。

栄養の観点からも、野菜は食べたほうがいいのは間違いありません。

1日の野菜摂取目標量は350グラム以上といわれています。なかなか難しい量と思われるかもしれませんが、汁物の具材に取り入れるなど、ちょっとした食べ方を意識することで、それほど苦労することなく食べることができます。

ただ、野菜だったらなんでもいいというわけでもありません。

スーパーで千切りになったパック詰のキャベツを買ってきて、ひたすら千切りキャベツだけを食べるのは野菜をまったく食べないよりはマシですがあまりおすすめできません。

緑黄色野菜やきのこ類、(野菜ではありませんが)海藻などをかたよりなく、しっかり食べる意識がとても重要です。生野菜にこだわる必要もなく、冷凍の野菜でも問題ありません。最近では、ブロッコリーやオクラなど、さまざまな冷凍野菜がそろっています。

例えば、豆腐や納豆にカットオクラやブロッコリーを細かく切ってのせるなどすれば、たんぱく質と野菜を一緒にとることができます。また、加熱することで嵩《かさ》が減りたくさんの量を食べやすくなったり、味付けの幅も広がります。

冷凍野菜を活用する、トマトやきゅうりなどをそのまま食べる、野菜を味噌汁《みそしる》などにいれる、電子レンジで加熱する、炒《いた》める、煮るなどいろいろな方法で食べるようにすると食べる野菜の種類も増えやすくなります。

野菜だけたっぷり食べればＯＫでもない

「野菜は大事ですから、野菜ジュースを飲んでいます」という方も少なくありませんが、これもあまりおすすめできません。

商品によりますが、果物が入っているものは糖質が多めです。また、加熱処理されることで、壊れてしまう栄養素があります。飲みやすくするために食物繊維も取り除かれているものが多いです。β-カロテンやビタミン、ミネラルなど野菜ジュースからもとれる栄養素もありますが、**毎日野菜ジュースを飲むよりは、毎日トマトを１つ食べることをおすすめします。**

ただ、バランスのよい食事とは、野菜「だけ」をしっかり食べる食事でもありません。

現代の暮らしでは野菜は不足しがちです。厚生労働省が実施している「国民健康・栄養調査」（２０１９年）によると、どの年代も１日の野菜摂取量の平均値は３５０グラムに達していません。それに伴う栄養不足が危惧《きぐ》されていることもあり、野菜にばかり意識がいきがちですが、炭水化物やたんぱく質も重要です。

ヒトが生きていくために必要な栄養素がきちんととれる食事こそがバランスの良い食事です。

「メタボ」は栄養素が足りないから？

メタボリックシンドロームという言葉を聞いたことがある人は多いでしょう。

「メタボ」の略称で、すっかり世の中に浸透した言葉といえますが、正確な意味をご存じでしょうか。

メタボリックシンドロームというと肥満症のようなイメージを持っている人が多いと思いますが、メタボリックは日本語に訳しますと「代謝」、シンドロームは「症候群」です。言葉の意味としては「代謝性の症候群」になり、代謝異常症候群とも呼ばれています。

つまり、体内で代謝がうまくいかないことによる症候群で、その結果として肥満になり、高血圧や糖尿病などの生活習慣病を起こします。ひとつひとつは軽症でも併発しているため、動脈硬化が進みやすくなります。

では、なぜ、代謝がうまくいかないのでしょうか。

これはヒトの体に必要な栄養素不足とエネルギーの過剰が原因として考えられます。メタボリックシンドロームの対応には体重のコントロールが必要です。私たちは「体重のコントロール」と聞くと、食べすぎ、特に糖質のとりすぎをイメージしがちです。もちろん、糖質をとりすぎている人もいますが、中には糖質を減らすことが解決法ではない人もいます。人によっては足りない栄養素は糖質の代謝に必要な栄養素かもしれないからです。

過剰なエネルギーを減らすとともに、代謝の滞りをなくすために栄養素をしっかりとり、コントロールすることがメタボ対策には必要です。

糖質が少なすぎるとよくない理由

現代人は糖質をとりすぎだといわれますが、同時に過度な糖質制限のダイエットなどによる「糖質不足」も問題です。

なぜ、糖質が少なすぎる食事がよくないのでしょうか。

私たちの細胞の中には、ミトコンドリアというエネルギーをつくる発電所のようなものがあります。ミトコンドリアは糖質から代謝された物質からエネルギーを取り出しています。つまり、糖質が主要なエネルギー源なのです。

「糖質を使わずに体脂肪をエネルギーとして使って欲しいな」といいたいところですが、構造上、できません。ミトコンドリア内で脂質の一部がエネルギーを抽出する回路（T

CA回路）で使われるためには、糖質から作り出された物質も必要です。

つまり、体脂肪を使いたくても脂質からエネルギーを取り出そうとするためには、ある程度の糖質が必要になります。

糖質が足りない場合はアミノ酸や乳酸なども使われますが、これらはそのままTCA回路には入ってきません。違う場所で、アミノ酸などから糖を作り出した上で代謝され、最終的にTCA回路に入ります。

これらのアミノ酸は、筋肉などのたんぱく質から分解してつくり出されたものも含まれます。つまり、糖質が少なすぎると、大切な筋肉が分解されてエネルギーとして使われてしまいます。

たんぱく質を十分に食べるのは大変

「それならば、たんぱく質をたくさん食べればよいのでは。炭水化物は太るからとりたくないし……」と思われるかもしれません。結論からお伝えしますと不可能ではありませんが、実行するのはなかなか大変です。

たんぱく質と炭水化物は、どちらも1グラムあたり約4キロカロリーです。

私たちが食べている炭水化物の代表例はごはんです。ごはん茶わん1杯は、少なくて120グラムくらいで、一般的には150～200グラムくらいです。

例えば、みなさんがごはんと一緒に、肉や魚、卵、豆製品を主菜として一日三食食べているとします。「炭水化物を食べたくない」とごはん（150グラムで約234キロカロリー）をたんぱく質に置き換えるとなるとどうなるでしょう。

カロリーの計算上は、毎食、主菜（肉や魚）とは別に肉や魚などのたんぱく質源となる食品を食べなければいけません。主菜以外に追加で食べる一食あたりの量は、和牛サーロインであれば約50グラム、鶏むね肉なら約180グラム、納豆なら約3パック、卵なら約3個です。もちろん、たまに外食で焼き肉食べ放題で肉ばかり食べたり、旅先で海の幸をたらふく楽しんだりは可能でしょう。

ただ、これを毎日、一日三食、主菜に追加する形で食べる生活は、肉体的にもお財布的にもなかなか辛《つら》いのではないでしょうか。

その上、炭水化物の摂取量が少ないと、炭水化物に含まれる食物繊維も減ってしまいます。腸内環境の悪化に繫《つな》がります。

炭水化物を控えて、低糖質、主菜中心の「低糖質ダイエット」の食事が瘦《や》せやすいのは、そもそも肉や魚ばかりをたくさん食べることが難しいからともいえます。つまり摂取エネルギー量そのものが減りやすいということも影響しています。

中高年になると「腹も出てきたし、ごはんを徹底的に控えよう」と極端に減らす方もいますが、炭水化物が少なすぎる食事はもろ刃の剣です。短期的には瘦せるかもしれませんが、腸内環境が悪化し、人生100年時代を元気に生きるために重要な筋肉を分解して減少させます。

炭水化物（糖質）が少なすぎる食事は、あまり良い選択とはいえません。

朝、昼、晩に食べる

朝・昼・晩の三食をきちんととることは、生活リズムを整え、体にも良い影響があります。

もう長いこと朝食を食べない生活を続けています、という方もいるかもしれません。朝食を食べなければ、忙しい朝にとられる時間も少なくて済むし、朝食を食べない分カロリー摂取量も減らせるし、一石二鳥、と考えられるかもしれません。しかし、朝食を食べずにいきなり昼食を食べると血糖値が急上昇したり、食後に強烈な眠気に襲われるといったことが起こりやすくなります。こうしたことが繰り返されると血管にダメージを与え、動脈硬化を引き起こしやすくなります。

朝食は1日の活動に必要なエネルギーを補給するだけでなく、体温の上昇をもたらし、代謝を良くする働きが期待できます。また、朝食を食べることで、体内時計をリセットして整える働きもあります。朝食は欠かさず食べるように心がけましょう。

夕食も可能な限り17～18時台といったなるべく早い時間帯に食べましょう。遅い時間の夕食が習慣化してしまうと、食べ物を消化しきれていなかったり、血糖値が上昇したまま就寝時間を迎えたりすることで、余ったエネルギーが体脂肪として蓄えられてしまいます。

夕食はできるだけ早い時間にとり、そのまま何も食べないで就寝時間を迎えることが望ましいといえます。

万が一小腹がすいたり、どうしても食欲が抑えられなかったりする場合は、果物やヨーグルト、ナッツのような軽い食事をとるようにしましょう。

果物には食物繊維はもちろん、ビタミンC、ミネラルなどの栄養分が豊富に含まれています。

なかでもいちご、ブルーベリー、グレープフルーツといったカロリーが抑えめの果物がおすすめです。

また、骨をつくる成分であるカルシウムは、夜の方が吸収率がよいとされています。そのため、夜にヨーグルトなどの乳製品をとることで、効率よくカルシウムを吸収することができます。

子どもと大人の食べ方は違う

さて、これから具体的にどう食べればよいかについて紹介していきますが、その前に一点だけみなさんに気を付けてほしいことがあります。

この本でこれから説明するオートファジーを活性化するための食事は、あくまでも大人になってからの食事法です。子どもの食事には当てはまりません。

最近は教育熱心な保護者の方ほど「思春期の子どもの見た目がプクプクしているので痩せさせたい」「太るのはよくない」と考える傾向にあります。

子どもの健康を心配する気持ちはわかりますが、大人と成長期の子どもでは必要な栄養素の量が異なります。一生の基盤となる体をつくろうとしている子どもを、大人の尺度で「太っている」と判断してはいけません。

例えば、女子の場合、初潮が訪れるには、体脂肪率は17％以上必要、月経周期の維持には体脂肪率は22％以上が必要とされています。

また、子どもの場合、成長スパートといって身長が大きく伸びる時期が2回あります。1回目は赤ちゃんの時で、2回目は女子が11歳、男子は13歳を中心に前後2年間ほどです。もちろん、個人によって時期が異なります。

この期間は身長だけでなく体重も増えます。体重が増えないと身長も伸びません。ですから、子どもの体重がよくわからないけれども増えてきたから、とダイエットを推奨したり、糖質少なめの食事を提供したりするのはもっての外なのです。

また、現在の研究では、骨の丈夫さを示す骨量（骨に含まれているカルシウムの量）は二十歳くらいまでしか増えないとされています。その後は徐々に減少する骨量をいかに維持できるか、骨量の減少を防ぐかしか基本的にはできません。子どもの時に、食事を制限したりカロリー制限したりで、ほっそりした体を維持する食事が日常になってしまうと、骨が非常に脆い状態になる可能性が高まります。

「日本人の食事摂取基準」におけるカルシウムの推奨量は、小学生で最も多いのは8～11歳の女子の1日あたり750ミリグラムです。1日750ミリグラムのカルシウムをとるためには、どんな食品を摂取すればよいか少し考えてみましょう。

食品に含まれるカルシウムの量は、おおむね牛乳200ミリリットル：220ミリグラム、ヨーグルト（全脂無糖）100グラム：120ミリグラム、プロセスチーズ1切れ（20グラム）：126ミリグラム、小松菜（生）50グラム：85ミリグラム、しらす干し20グラム：56ミリグラムなどがあげられます。乳製品や小魚類、豆腐などの大豆製品、小松菜などの野菜類、海藻類、ごま、アーモンドに多く含まれています。

カルシウム750ミリグラム以上を毎日とるには、牛乳350ミリリットル、ヨーグルト100グラム、チーズ1切れ、小松菜50グラム、しらす干し20グラムをとる必要があり、意識して食品を選ばなければならないことがわかります。健康のために牛乳のかわりに豆乳を使われている家庭もあると思いますが、豆乳は、100ミリリットルでカルシウム15～30ミリグラム程度と、カルシウムの含有量は牛乳に比べてかなり少ないため、注意が必要です。

また、成長期の子どもの場合、BMI（体格指数）による肥満判定は適していません。子どもは常に成長しているので、ある時点だけの体重・身長で評価するのは不十分です。体形の変化にも個人差があるので、他人との比較より、本人のこれまでの発育歴との比較（成長曲線）が大切です。急激に上がったり、下がったりでなければ、見た目に関係なくしっかり食べて栄養素をとることが大切です。

2 具体的にどう食べれば良いのか

まず「土台」をつくる

「食事のバランスの重要性はわかりました。ですから、オートファジーに役立つ食品を使った料理を食べて、若さと健康を実現したいです！　そろそろ教えてください」と思われたみなさん、もう少しお待ちください。

最近は書籍やテレビでも「老けない食品」のように何かに役立つ食品の特集が目立ちます。ただ、本章の冒頭でもお伝えしましたが、特定の食品を食べれば健康になったり、若々しさを保ったりできるわけではありません。食品の働きを生かしきるためには、体が生きていくために必要な栄養素や成分がしっかり足りていなければいけません。

私たちの体は、栄養素やさまざまな成分を食事として食べ、生きるために必要な生化学反応を支えています。そして、食事として食べる栄養素や成分は多すぎても、少なすぎてもよくありません。そのためには、ちょうどよい量の栄養素や成分をとることができる「土台」をまずつくらなければいけません。

毎日の食事をしっかりとっていれば、病気にも肥満にもなりにくい土台ができます。土台があれば加齢にあわせて調整することは難しくありません。

毎日の食事をバランスよく食べる方法を知り、実践しましょう。

私たちに必要なことがわかっている栄養素とは

「苦手な食べ物もあるし、サプリメントではダメですか?」と思われた人もいるでしょう。サプリメントを栄養の補助として使うのはまったく問題ありませんが、できるだけ食品からとるのがおすすめです。

日本では、炭水化物、たんぱく質、脂質、ビタミン13種類、ミネラル13種類について摂取量の基準が厚生労働省から示されています。

この約30種は今までの研究の成果で必要なことがわかっている物質でしかありません。ですから、「実は体に良いけれども今はまだ見つかっていない物質」や「誰も気づいていないけれども体に良い働きがある物質」は含まれていません。

目的によって摂取するサプリメントではそういう未知の栄養の可能性を省いてしまいます。

例えば、食物繊維は今や、たんぱく質、炭水化物（糖質）、脂質の3大栄養素に、ビタミン、ミネラルを加えた5大栄養素に次ぐ、第6の栄養素と呼ばれるほど注目されています。しかし、かつてはカロリーもほとんどなく、体には必要のないものとされていました。

つまり、今現在わかっている栄養素以外にも将来、栄養素として認識される物質はあるかもしれません。そして、必要な栄養素として示されるかもしれません。実際に海外では、ミネラルについてもっと多くの種類の基準を示している国もあります。そうした物質を摂取するためにも、自然の食品を食べることがとても重要になります。

基本の食べ方——主食、主菜、副菜、汁物がそろう食事

「約30種類の栄養素が必要」と聞いて、「多すぎるよ……」と頭を抱えた人もいるかもしれません。

みなさん、仕事や家事で忙しく、30種類近くもの栄養素をきちんととれているかどう

かを考えながら毎日食事をするのは、無理があります。

ただ、そこまで難しく考える必要もありません。

まず、主食（ごはんやパン、麺）、主菜（魚介類、肉、卵、大豆製品など）、副菜と汁物（野菜やきのこ類、海藻類、味噌などの発酵食品）の4つの分類、主食と一汁二菜を意識してみてください。細かい計算は要りません。この4種類をしっかりとれているかを考え始めると、結果として食事の基本になる土台の部分が整ってくるはずです。ワンプレートメニューでも、ワンプレートにどのような食品を入れるかを少し意識するだけでバランスは劇的に良くなるはずです。

主食と一汁二菜を心がければ、たんぱく質、脂質、炭水化物の3大栄養素に加えて、ミネラルやビタミンなどをバランスよくとることができます。

具体的には、ごはんとたんぱく質源である肉・魚などに、汁物と野菜料理をそれぞれ一品加えるように心がけてください。スーパーやコンビニで市販されているカット野菜や野菜炒め用のセットでもよいですが、より多くの栄養素を摂取するためにも、トマト

図4　5つの栄養素と主な役割

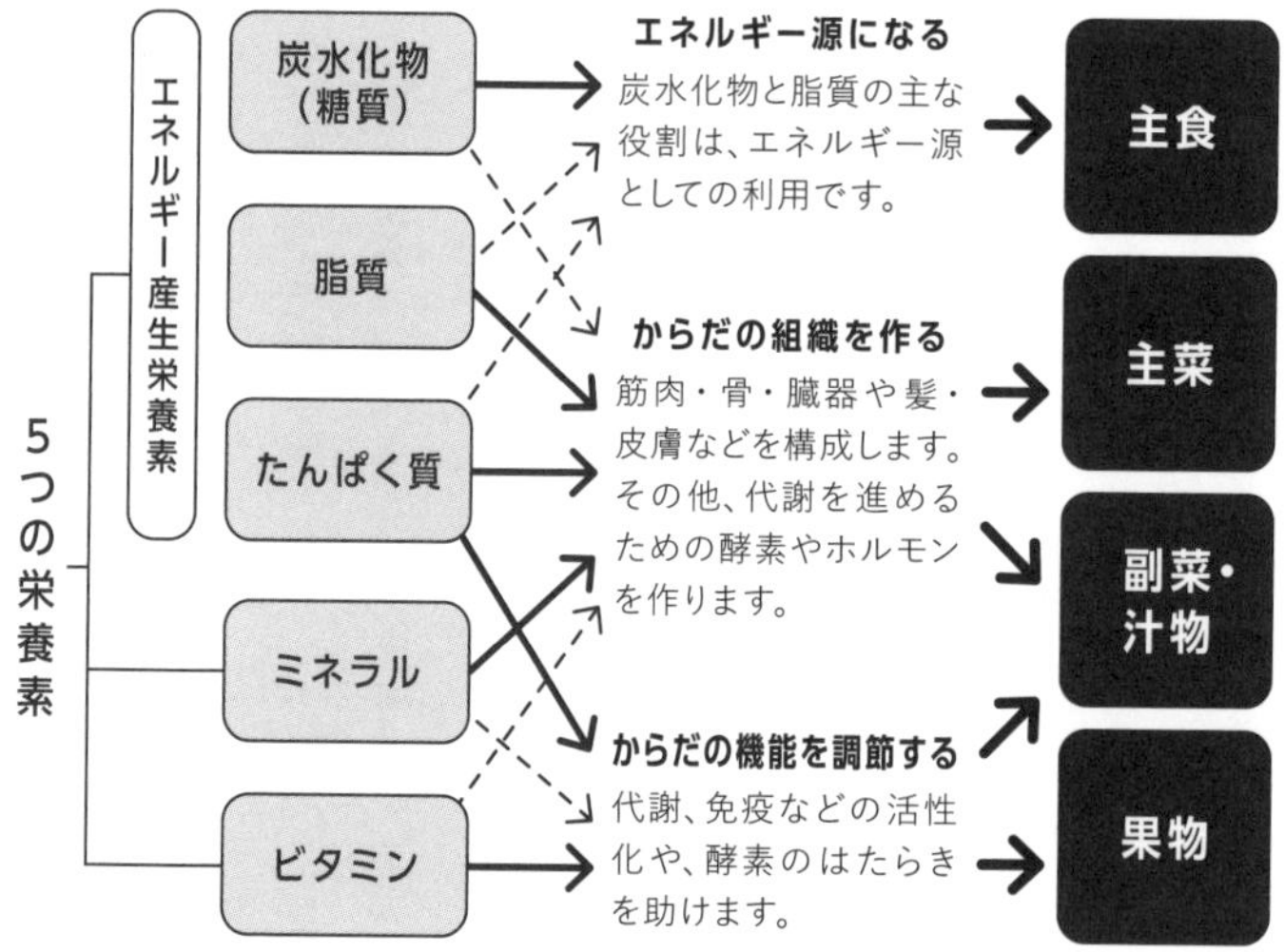

栄養素を意識し食品・レシピのバランスを整えることが重要。　出典：日本栄養検定協会

やブロッコリー、ピーマンといった色の濃い野菜を追加するのがよいでしょう。

食品に含まれる栄養素が人の体の中で効率的に利用されるには、さまざまな栄養素が必要です。そのため日頃の食事は、炭水化物、たんぱく質、脂質、ビタミン、ミネラルの適切な量（多すぎでも少なすぎでもない量）を摂取することが大切です。ですから、「健康のため」と、炭水化物や脂質を過度に制限するのは逆効果です。炭水化物は脳や体を動かすために欠かせないエネルギー源です。脂質も細胞の生体膜やホルモンを作る成分になります。いずれも、体内で重要な働きをしますので、とりすぎはもちろんよくありませんが、不足も体に悪影響を与えます。

食事の内容と栄養素を結び付けてみると、主食で炭水化物（糖質）と食物繊維、主菜でたんぱく質と脂質、ビタミン、ミネラル、副菜と汁物でビタミン、ミネラル、食物繊維を主にとることができると考えます。

これを食品で考えると、主食では穀類、主菜で魚、肉、卵、豆製品、副菜と汁物で野菜（淡色野菜と緑黄色野菜）、乾物、海藻、きのこをとり、間食（補食）として乳製品や果物をとると考えると、バランスのよい食事をとることができます。

主食の意外なメリット

「ごはん（主食）をできるだけ食べるのを減らそう」と考えている人が最近増えています。「低糖質ダイエット」という言葉も一過性のブームではなく定着した感すらあります。

図5　主な栄養素と働き

主な栄養素		主な働き
炭水化物	糖質	体内で消化・吸収されてブドウ糖になり、エネルギー源として使われる。
	食物繊維	腸を刺激してぜん動運動を促す。腸内環境を改善する。コレステロールや糖の吸収を妨げる。
たんぱく質		筋肉など体を構成する成分となる。酵素やホルモンの原料となる。エネルギー源になる。
脂質		体脂肪や脳の成分。細胞の生体膜やホルモンの原料になる。エネルギー源になる。
カリウム		神経刺激の伝達、筋肉の収縮、浸透圧の維持に働く。
カルシウム		骨・歯の構成成分。神経伝達、筋肉の収縮、ホルモンの分泌、血液凝固に働く。
マグネシウム		骨の形成、筋肉の収縮、血圧の調節、酵素の活性化に働く。
鉄		赤血球中の構成成分。酸素を運搬する。
亜鉛		細胞の形成、たんぱく質の合成、ホルモンの合成、酵素の安定化・活性化に働く。
銅		鉄の代謝、活性酸素の除去、コラーゲンの生成や神経伝達に働く酵素の成分となる。
ビタミンA（β-カロテン）		目の健康の維持、皮膚・粘膜の健康の維持。β-カロテンは、抗酸化に働く。
ビタミンK		血液の凝固、骨の形成を助ける。
ビタミンD		カルシウムの吸収を助ける。骨や歯を形成する。血液や筋肉のカルシウム濃度を調整する。
ビタミンB1		糖質がエネルギーとして利用される時の補酵素。神経機能を維持する。
ビタミンB2		糖質・脂質・たんぱく質の代謝を助ける。たんぱく質の合成を助けることで皮膚や粘膜の機能を維持する。
ビタミンB6		たんぱく質の代謝を助ける。神経伝達物質の合成に関与する。脂質の代謝にかかわる。
ビタミンB12		正常な赤血球をつくる。葉酸の働きを助け、神経細胞の機能を維持する。
ナイアシン		糖質や脂質がエネルギーとして利用される時の酵素の働きを助ける。
葉酸		DNAの合成を助ける。正常な赤血球の生成を助ける。
ビオチン		糖質・たんぱく質・脂質の代謝を助ける。
パントテン酸		エネルギーの産生に必要。ホルモンの合成に関与する。
ビタミンC		抗酸化作用、副腎ホルモンの合成を助ける。コラーゲンの生成に必要。鉄の吸収を促進させる。

確かに、健康上の問題から減量しないといけない場合、主食を減らすのはひとつの手段です。

ただ、さきほどお伝えしましたが、主食はエネルギー源です。エネルギーを生み出すベースは、糖質から作られる代謝物です。体の仕組みを考えると、主食を適量食べなければいけません。

主食は食べやすいものが多いため、食べすぎになりやすく、太りやすいといえます。また、脂質やたんぱく質に比べて、消化しやすいため体に負担をかけずに必要なエネルギー源をとれるともいえます。病み上がりにおかゆを食べるのは理にかなっているわけです。

体質にもよりますが、座っての仕事が多い方であれば、**炭水化物の量は、一食あたり軽くごはん1杯（120～150グラム程度）ほど**がよいでしょう。

主食の大きな働きはもうひとつあります。食物繊維の摂取です。

日本人の場合、摂取している食物繊維の2～3割を主食からとっていることがわかっています。そのため、主食を減らしてしまうと、食物繊維が足りなくなります。

「食物繊維が足りないならサプリメントで補えばいいのではないか」という声も聞こえてきそうですが、サプリメントで食物繊維をとるのは大変です。というのも、一口に食物繊維といっても水溶性のイヌリンや非水溶性のセルロース、消化されにくいデキストリンなど多様です。

サプリメントに含まれている食物繊維は1～2種類が大半です。一方、穀類にはさまざまな食物繊維が含まれているので、いろいろな種類の食物繊維を一度にとれます。腸内環境を整える意味でも主食は欠かせません。

主菜からたんぱく質をとるメリット

主菜の主な役割はたんぱく質をしっかりとることです。

最近はたんぱく質をしっかりとっている方も増えていますが、注意してほしいのは、たんぱく質を含んだ食品は脂質がセットでついてくる点です。肉や魚はもちろん、意外かもしれませんが大豆もゼロではありません。食品自体に脂がそれなりに含まれていますので、調理段階では油を使いすぎないのがポイントになります。

ただ、大半の人はたんぱく質に伴う脂質のとりすぎを心配する以前に、たんぱく質が圧倒的に不足しているケースが多いかもしれません。忙しいとつい手軽に食べられる食事が多くなりがちです。結果的に主菜に該当する食品を食べていない方も少なくありません。

例えば、丼物、カレー、ラーメンが好きという方は炭水化物がどうしても多くなりがちです。

「卵や肉などをトッピングしている」という方はいるかもしれませんが、もう少しとっていただきたいところです。

人間は体重1キログラムあたりだいたい1グラム程度のたんぱく質量が必要とされています。体重60キログラムの方であれば、たんぱく質を1日に60グラムほどはとりたいところです。

これは、肉にすると豚ロース肉で約300グラム、魚だとサバやブリで3〜4切れ、生卵だと10個ほどになります。けっこうな量に感じるはずです。ですから、一食でも適当に済ましてしまうと、1日のたんぱく質の摂取量は足りなくなります。

単純計算すると、必要なたんぱく質は一食当たり20グラムです。卵のたんぱく質量は1個あたり約6グラムなので、あと14グラムをどうにかしてとろうとすると、主菜をきちんととらないと難しいでしょう。

もちろん、「丼物や麺類を食べるな」といっているわけではありません。丼物主体の食事の場合は「たんぱく質量が意外に少ないな」と認識しておけば問題ありません。

「このメニューだとたんぱく質量が少ないな」と感じたら、卵をトッピングするだけでなく、豆腐も小鉢で追加してみる。追加できるものがなければ、プロテインバーなどで補ってみる。そうした工夫を試みてください。

「プロテインバーがいいのならば、それでたくさんとればいいのでは」と思われた人もいるでしょう。ただ、あくまでもメインは食品でサプリメントはサブとして考えるべきです。

なぜなら、たんぱく質が主体の食品の中にはたんぱく質以外にもミネラルやビタミンがたくさん含まれているからです。

ミネラルをサプリメントでとる方法もありますが、吸収率が良くないサプリメントもありますし、錠剤にするための結合剤なども一緒にとることになりますので、食品からとることが、まわりまわって実は効率的といえるでしょう。

ビタミンというと、野菜や果物に含まれている、というイメージを持たれる方も多いかもしれませんが、それは主にビタミンCのことです。実は、肉、魚、卵、大豆といったたんぱく質が豊富な食品には、ビタミンA、B群、D、Kなども多く含まれています。

つまり、たんぱく質が豊富な食品をとれていないと、ビタミンやミネラルも不足しがちになってしまうのです。

もちろん人の体はほとんどたんぱく質でできています。たんぱく質量が足りていないと、筋肉量も減ってしまいます。

副菜＝生野菜ではない

副菜は主食と主菜に不足しがちな栄養素（ビタミンC、β-カロテンといったビタミンやカリウム、カルシウムなどのミネラル、食物繊維など）を補います。一般的なイメージは野菜ですね。

副菜が大事ですというと「野菜をひたすら食べる、それも生野菜を食べればいい」と思っている方もいらっしゃるかもしれません。

副菜＝生野菜ではありません。

そもそも、生野菜だけで副菜分の栄養をとろうとするとかなりの量をとらなければいけません。

生野菜は栄養素の吸収率が高く思われがちですが、実際には低い傾向にあります。野菜の栄養成分の多くは細胞壁内にあるため、よく噛んで細胞壁をつぶさないと腸で吸収されにくいからです。

例えば、緑黄色野菜に含まれるカロテノイドの生野菜での吸収率はわずか10％との研究報告もあります。

生野菜を好まれる方からは「加熱すると栄養素が壊れる」との指摘もありますが、生野菜をサラダで食べても吸収率が高いとはいえませんし、火を通すことで栄養素がゼロになるわけでもありません。

火を通すと嵩が減るため、野菜をたくさん食べやすくなります。また、茹《ゆ》でたり煮たりすることでアクを減らして食べやすくしたり、炒めたり揚げたりすることで野菜のえぐみをマスキングして食べやすく、美味《おい》しくすることができます。

そもそも、生野菜をサラダなどで食べるようになったのは最近のことで、野菜の食べ方は、長い間、火を通すか漬物などで食べるのが主流でした。

また、副菜は野菜だけでなく、ぜひ、乾物や海藻類、きのこも食べていただきたいと思います。

乾物にすることで栄養価が高くなったり、保存性が向上している食品が多くあります。また、海藻類には、ミネラルやビタミンが含まれているものが多くあります。

例えば、焼き海苔《のり》にはカリウム、カルシウム、マグネシウム、鉄、亜鉛、β－カロテン、ビタミンE・K・B12、葉酸、切り干し大根にはカリウム、カルシウム、マグネシウム、鉄、亜鉛、ビタミンB1・B2、葉酸など、干しエビにはカルシウム、マグネシウム、鉄、亜鉛、ビタミンB12や葉酸、高野豆腐《こうや》にはカルシウム、マグネシウム、鉄、亜鉛、マンガン、ビタミンKなどが含まれています。

日本古来の食品を調理して、美味しく食べていただきたいです。

汁物――塩分は気にし過ぎない

汁物は意識してとりましょう。特に食べすぎないように気をつけている人ほど積極的に食生活に取り入れることをおすすめします。

食事の量を減らすと食品に含まれている水分も取れなくなります。結果的に、水分量不足になりかねません。

また、味噌汁の場合、味噌の発酵による効果も期待できます。

腸内環境を整えることで、体の調子を整えるなど、麹《こうじ》由来の食品の健康効果は間接的ですが報告されています。

中高年の方々は「味噌汁を飲みすぎると、塩分をとりすぎるのでは」と心配されるかもしれません。ただ、最近の研究では、長期間にわたる味噌汁の摂取は、夜間の血圧を減少させたという報告もあります。

ですから、高血圧などで食塩の制限が必要な場合を除き、味噌汁に含まれる塩分量が気になるなら、飲まないのではなく、減塩味噌を使う、薄味を心がけるなどして味噌を使った汁物を飲むことをおすすめします。

むしろ、発酵食品をとらないデメリットの方が大きいと個人的には思います。

元々が濃い味好きの場合は、汁物だけではなく、食事全般で塩分のとりすぎになりがちです。

出汁《だし》150ミリリットルに味噌を小さじですり切り2杯溶いたものが薄すぎて飲めないと感じる場合は、濃い味好きの傾向があると考えられますので、薄味を心がけるようにするとよいでしょう。

また、汁物はぜひ、具だくさんで食べてください。具だくさんにすることで、野菜やきのこ、海藻などをたっぷりとることができます。ぜひ、1人前の汁に50～70グラムくらいの具を入れることを目標にしていただきたいと思います。

果物――ジュースやスムージーは別物

果物は主にカリウム、ビタミンCと水溶性の食物繊維の補給に有効です。

また、種類によりますが、「すっぱい」と感じる果物には有機酸が含まれています。有機酸は、抗酸化作用が期待されます。

みなさんの中には、果物を市販の果実100%ジュースでとっている人もいるかもしれませんが、果物そのものと市販のジュースやスムージーは全く別物です。ジュースやスムージーは飲みやすく液体状になっていて、加工の過程で食物繊維が取り除かれているものが多くあります。また、飲みやすくするために糖質が添加されているものもあります。

食物繊維が取り除かれていると、一緒に摂取した糖質の吸収が早くなります。体が処理しきれない場合、最終的に脂肪として体に貯めこまれます。つまり、果物よりもジュースは太る可能性が高いといえます。可能な限り、果物そのものを食べるようにしましょう。

発酵食品も忘れずに

発酵食品は腸内環境を整えるためにもぜひ積極的にとってください。

私たちの腸内にはさまざまな細菌が生息しています。ビフィズス菌や乳酸菌などの善玉菌(プロバイオティクス)や大腸菌やブドウ球菌などの悪玉菌、このどちらにも含まれない日和見菌《ひよりみ》など、その数およそ1000種類に及ぶといわれています。腸内に生息する細菌を総称して腸内フローラとも呼び、善玉菌、悪玉菌、日和見菌の割合を整え、活性化させることで、腸内フローラの状態を良好に保てます。

腸内フローラを構成する細菌の数や種類は人によって異なりますが、ヨーグルトや納豆、ぬか漬けや味噌などの発酵食品を定期的に食べることで、腸内の善玉菌を増やせます。

特に、ヨーグルトに含まれているビフィズス菌や乳酸菌は、整腸作用や免疫力を向上させる効果を持つほか、良質なたんぱく質や脂質、カルシウムやビタミン類も豊富に含まれています。間食の時間などを活用して、できる限り毎日食べることをおすすめします。

ヨーグルト製品は数多く市販されているので、自分の体と相性の良いものを食べるようにしてください。

例えば、2週間継続して食べてみて、便通が良いなどの体調の良さを感じるものを選ぶといいでしょう。

どれがいいのかわからない場合は、ヒトであれば必ず持っているビフィズス菌が入ったヨーグルトから始めるのがよいでしょう。

一方、食物繊維やオリゴ糖など、善玉菌を活性化させる栄養素を摂取することでも、腸内環境を整える効果が期待できます。善玉菌のえさとなる食品成分を「プレバイオティクス」といい、主に野菜に多く含まれています。大豆や豆乳、味噌などの大豆製品に多く含まれる大豆オリゴ糖や、ゴボウ、タマネギなどに含まれるフラクトオリゴ糖、牛乳・乳製品に多く含まれるガラクトオリゴ糖などさまざまな種類があります。これらをバランスよくとることが大切です。

ちなみに、プロバイオティクスとプレバイオティクスをあわせて「シンバイオティクス」といいます。両方を取り入れることで、より一層効果的に腸内環境を整えることができます。

腸内フローラの状態を整えるためにも、シンバイオティクスをぜひ意識してみてください。

バランスのとれた食事を気楽にシンプルに

ここまで食事の土台を整えることが大切であることをお伝えしてきましたが、めんどうくささや難しさを感じた方もいらっしゃるかもしれません。

でも、ご安心ください。

毎日の食事で完璧なバランスをとることを目指す必要は、ありません。

仕事で帰宅が遅くなる日もあれば、友人と食事を楽しむこともあるのが日常です。

もともと毎日の食事は、日間変動といって日々違うことを前提として考えるべきものです。食べ過ぎた日の翌日は控えめの食事にするなど、食事のバランスを2～3日ほどの期間ごとに整えればよい、と気楽に考えてもらって大丈夫です。

そして、できるだけ手間をかけずにシンプルな食事を実践することで、バランスのよい食事を、長く実践していくことが大切です。

主食の他に、主菜（肉、魚、卵、豆）、副菜と汁物（野菜、きのこ、海藻、乾物、発酵食品）をセットでとることを意識しながら、副菜と汁物は作り置きや冷凍野菜などを活用したり、主菜には缶詰めを活用するなど、無理せず続けられる方法で実践してもらえたらと思います。

日々の食品の一部に、次に紹介するものを取り入れることで、オートファジーを活性化し、不老長寿の実現を目指すことができます。

3 オートファジーに役立つ食品

①納豆

オートファジーを活性化する成分：スペルミジン

納豆に含まれる栄養素は、たんぱく質、食物繊維のほか、カリウム、カルシウム、マグネシウム、鉄、亜鉛、銅などのミネラルが豊富です。ビタミンKが非常に多く、ビタミンB1・B2・B6、ナイアシン、葉酸も含まれています。
また、納豆には、納豆菌から作り出される酵素が含まれていますが、その中のひとつにナットウキナーゼがあります。ナットウキナーゼは、血栓溶解作用があります。ナットウキナーゼは、長時間加熱すると酵素活性が失われますが、一般的な調理法で食べる分には、あまり気にする必要はないでしょう。

食べ方：手軽に食べられるので、朝食でのたんぱく質摂取に最適です。朝食でたんぱく質をしっかりとることは、睡眠の質の向上に繋がるため、そういった意味でもおすすめです。習慣的に食べることで血栓溶解の働きも期待できます。
そのまま食べるのはもちろん、炒める、和《あ》え物などでもよいでしょう。たんぱく質がとれて、脂質が少ない「優等生」と言えます。栄養素も豊富で安価なため、ぜひ、毎日の食事に取り入れたい食品です。

②味噌

オートファジーを活性化する成分：スペルミジン

味噌に含まれる栄養素は、たんぱく質、食物繊維のほか、カリウム、カルシウム、マグネシウム、鉄、亜鉛、銅などのミネラルが豊富です。ビタミンB1・B2・B6・B12、ナイアシン、葉酸、ビオチンなども含まれています。

食べ方：味噌汁などの汁物、炒め物などの味付け、肉や魚の味噌漬けなど。生姜《しょうが》やにんにくなど香味野菜などを炒めて味噌と和え、ごはんに添えて食べても美味しいです。味噌とヨーグルトを混ぜてきゅうりなどを漬けると、簡単にぬか漬け風の漬物を作ることができます。

③しょうゆ

オートファジーを活性化する成分：スペルミジン

しょうゆの栄養成分は、たんぱく質のほかに、カリウム、マグネシウム、鉄、亜鉛といったミネラルと、微量ながらビタミンB2・B6・B12、ナイアシン、葉酸、ビオチンなどが含まれています。しょうゆの中では、たまりしょうゆに多く含まれます。

食べ方：減塩を気にしている方は、レモンや柑橘《かんきつ》の果汁、酢を加えてさっぱりとした味わいにすると、食塩の量を抑えながら美味しく食べることができます。

また、和食の場合、酒、みりん、砂糖の割合が難しく、市販のつゆを利用する場合も多いかもしれません。市販のつゆは出汁の味がしっかりしているため、どの食品を料理しても同じような味になりがちです。その場合、自家製のかえしをつくっておくと、簡単に調味できて、食品の味をストレートに味わうことができます。煮物や照り焼き、炒め物など幅広く使えます。

（自家製かえしの作り方：しょうゆ300ミリリットル、みりん100ミリリットル、好みで砂糖大さじ1〜2杯を鍋に入れて弱めの中火にかけ、軽く沸騰したら、火を消してそのまま冷ます。常温で保管もできますが、冷蔵庫で保管すると味が変わりにくいです。）

④チーズ

オートファジーを活性化する成分：スペルミジン

チーズに含まれる栄養素は、たんぱく質、カルシウム、亜鉛が豊富です。また、ビタミンB1・B2・B12、ナイアシン、葉酸も含まれます。乳由来のたんぱく質は、カルシウムの吸収を助ける働きがあることが報告されています。

食べ方：ナチュラルチーズを肉や魚にのせて焼くなどして食べたり、卵に混ぜて焼くのも美味しくおすすめです。ソフトタイプのチーズ、ハードタイプのチーズ、どちらにもスペルミジンは含まれています。野菜などにのせてオーブンやオーブントースターで焼くのも手軽です。サラダなどのトッピング、鰹節《かつおぶし》などと一緒にごはんに混ぜる、おにぎりの具にする、納豆に混ぜて食べるのも手軽でおすすめです。食パンなどにハムや野菜と共にのせて焼くと簡単な朝食や昼食にすることができます。

ナチュラルチーズだけでなく、プロセスチーズにも少ないながらスペルミジンは含まれていると考えられます。そのため、おやつなどにチーズを取り入れるのもよいでしょう。もちろん、赤ワインと一緒に楽しむのもよいですね。

⑤しいたけ

オートファジーを活性化する成分：スペルミジン

しいたけに含まれる栄養素は、食物繊維のほか、鉄、亜鉛、銅などのミネラル、ビタミンB1・B2・B6、葉酸、ビオチンなどがあります。また、免疫を活性化させる働きやがんの抑制作用があるとされるβ-グルカンを含んでいます。

食べ方：和洋中を問わず使える食品です。肉と一緒にソテーにする、味噌汁に入れる、ブイヨンなどと煮てスープにするのも手軽です。スープをミキサーにかけると簡単にポタージュをつくることができます。スーパーなどでパック買いしておき、使いきれない場合は、食べやすい大きさに切って冷凍しておくといつでも使えて便利です。また、電子レンジで加熱するとあっという間に火が入るので、ポン酢などをあわせるだけでも美味しく食べることができます。

⑥鮭(サーモン)

オートファジーを活性化する成分：アスタキサンチン

鮭(サーモン)に含まれる栄養素は、たんぱく質のほか、カリウム、マグネシウム、鉄、亜鉛などのミネラル、ビタミンD、ビタミンB1・B2・B6・B12、ナイアシン、葉酸、ビオチンなどが豊富です。また、DHA、EPAといった良質な脂質も含まれています。DHAは脳の機能を向上させる働きなどがあります。EPAは、体内の免疫の働きの調節や抗炎症作用、生活習慣病の予防に関連していると期待されています。アスタキサンチンは、オートファジーを活性化する以外にも強力な抗酸化作用があります。

食べ方：主菜として塩焼きや、漬け焼き、ソテー、蒸す、汁物に入れても美味しく食べることができます。基本的に味付けも含めて非常に使い勝手がよい食品です。

忙しいビジネスパーソンには鮭、きのこと野菜のホイル焼きが手軽です。ホイルで包むだけでできて、脂質をとりすぎません。本当に時間がない時は、鮭フレークをごはんにかけるなどして取り入れるのもよいです。

⑦エビ、カニ

オートファジーを活性化する成分：アスタキサンチン

エビには、たんぱく質のほか、カリウム、カルシウム、マグネシウム、鉄、亜鉛、銅などのミネラルが豊富で、ビタミンB1・B2・B6・B12、ナイアシン、葉酸なども含まれます。

カニはカリウム、カルシウム、マグネシウムなどのミネラルやビタミンB群が豊富です。

食べ方：炒め物にしたり茹でたり、てんぷらやフライにするなど、様々な調理法があります。エビ、カニともに脂質が少なく、あっさりした味なので、油を使っても重たくならずに美味しく食べることができます。甘エビなど生でも食べることができるものは刺身もよいでしょう。

⑧イクラ

オートファジーを活性化する成分：アスタキサンチン

イクラに含まれる栄養素は、たんぱく質、脂質のほか、カリウム、カルシウム、マグネシウム、鉄、亜鉛、銅などのミネラル、ビタミンD、ビタミンB1・B2・B12、葉酸が豊富です。

食べ方：塩漬けやしょうゆ漬けなどをごはんに添えたり、寿司ネタや、前菜、サラダなどのトッピングや彩りとして使えます。

⑨ブドウ、赤ワイン

オートファジーを活性化する成分：レスベラトロール

ブドウに含まれる栄養素は、カリウム、鉄、亜鉛、葉酸などがあります。またブドウは、果物の中では糖質が多く含まれています。赤ワインに含まれる栄養素は、カリウム、鉄、ビオチンなどです。レスベラトロールは、ポリフェノールの一種で日本人である高岡道夫《たかおかみちお》氏によって発見された成分です。抗酸化作用、がんの抑制作用などさまざまな働きがあることが報告されています。

食べ方：おすすめはブドウをそのまま食べることです。糖質が多めなので夜よりも朝食、昼食、おやつに食べるのがよいでしょう。

ワインはグラス1杯程度が適量です。飲み過ぎないように注意しましょう。ブドウジュースはブドウそのものに比べて糖質を吸収しやすいので、ヨーグルトと混ぜてヨーグルトドリンク、お酢と炭酸水で割って自家製のドリンクにするなど工夫すると良いでしょう。ワインは沸騰させてアルコールを飛ばしてから、ゼリーや寒天などで固めるとデザートとして楽しめます。

⑩緑茶、抹茶

オートファジーを活性化する成分：カテキン

緑茶に含まれる栄養素は、ビタミンC、葉酸、ミネラルなどです。抹茶には、たんぱく質、カリウム、カルシウム、マグネシウム、鉄、亜鉛、銅、β-カロテン、ビタミンK・B1・B2・B6、葉酸が含まれます。緑茶や抹茶に含まれるテアニンは、アミノ酸の一種でカテキンに変化する前の成分でもあります。テアニンには、リラックス効果があるとされています。

飲み方：一般に茶葉から淹《い》れたお茶はペットボトルのお茶よりも200ミリリットルあたりのカテキンの量が多くなります。濃いタイプのペットボトルのお茶には茶葉から淹れたものの倍以上のカテキンが含まれているものもあります。カテキンの量だけで考えるとペットボトルのお茶でよいと言えますが、風味が違うことや茶葉で淹れた方が、テアニンの量が多いというデータもありますので、リラックスなどを目的に茶葉で淹れたお茶も楽しみたいところです。

抹茶は、なかなか日常生活に取り入れづらいですが、最近はスイーツなどにも多く使われています。抹茶入りのスイーツでもカテキンをとることができます。

⑪オリーブ油、オリーブ

オートファジーを活性化する成分：ヒドロキシチロソール

ヒドロキシチロソールは、オートファジーの働きにより細胞内で分解される物質の量を増やし、神経変性疾患やがん、また、加齢に伴う疾患を改善する可能性が指摘されています。

オリーブ油に含まれる栄養素は、脂質、β－カロテン、ビタミンEなどです。主成分はオレイン酸と呼ばれる脂肪酸です。酸化につよく、血糖値をコントロールするインスリンの働きを助け、体脂肪をためにくくする働きがあります。

オリーブの実に含まれる栄養素は、ビタミンAやビタミンEが豊富であるほか、カルシウム、マグネシウム、鉄、亜鉛、銅などのミネラルなどです。

食べ方：オリーブ油は、炒め物や揚げ物、ドレッシングなど幅広く使うことができます。

ただし、とりすぎはよくないので、ドレッシングなどに使う場合は、一食あたり1人分で小さじ半分〜1杯くらいがおすすめです。サラダ油をオリーブ油に意識的に変えて料理するのもよい方法です。

オリーブの実はワインのおつまみなどで食べる人も多いですが、サラダに加えたり、洋風の煮物、トマトソースと一緒に調理したりと手軽に使えます（種付きでも種を抜いたものでも可）。

アンチョビやにんにくなどと一緒にオリーブ油に漬けておいて、パスタに使ったり、魚のソテーで一緒に加熱すると風味が増します。オリーブの実をにんにくと一緒にペースト状にしたタプナードは、パンやクラッカーに塗って食べると美味しいです。

⑫ベリー(いちご、ブルーベリーなど)

オートファジーを活性化する成分:ウロリチン

ベリー類に含まれる栄養素は、いちごはビタミンC、葉酸のほか、カリウム、鉄、亜鉛などのミネラルが多く、ブルーベリーは、β-カロテン、ビタミンE、鉄などが含まれます。ブルーベリーに含まれるアントシアニンは、ポリフェノールの一種で抗酸化作用があり、目の健康維持に働きます。

食べ方:いちごはそのままはもちろん、ヨーグルトなどに混ぜてもよいでしょう。ブルーベリーは冷凍品でも手に入れやすいので、常備しておくと使い勝手が良いです。数種類のベリー類を合わせて冷凍にしたものは、手軽に利用できて保存もできるのでおすすめです。ヨーグルトやサラダに添えるなどさまざまな場面で使えます。肉のソースとして、赤ワインなどと一緒に煮ても美味しいです。

⑬ザクロ

オートファジーを活性化する成分：ウロリチン

ザクロに含まれる栄養素は、カリウム、鉄、亜鉛といったミネラルなどがあります。ザクロには、アントシアニン、エラグ酸などのポリフェノールが含まれており、抗酸化作用が期待できます。

食べ方：フレッシュなものは、皮から実を取り出して食べます。皮部分には、有害成分が含まれるので絶対に食べないようにしましょう。

実は、洗ってそのまま食べても良いし、甘味を足してミキサーにかけてジュースにしたり、ヨーグルトに合わせると朝食にも取り入れやすいです。サラダ、ミートボールなどに赤い実を散らすと、彩りとしても味のアクセントとしても楽しめます。

⑭クルミ

オートファジーを活性化する成分：ウロリチン

クルミに含まれる栄養素は、たんぱく質、食物繊維、脂質のほか、カリウム、カルシウム、マグネシウム、鉄、亜鉛、銅などのミネラル、ビタミンB1・B2、ナイアシン、葉酸などが豊富です。

食べ方：小腹が空《す》いたときにおやつ代わりにつまむのが、もっとも手軽なとり方です。料理に使う場合は、サラダやシリアルに混ぜたり、細かく砕いて和え衣として野菜などと和えても美味しいです。軽く炒《い》ってから使うと風味がさらに良くなります。細かく砕くのが面倒な場合は、クルミパウダーを使ってもよいでしょう。

⑮ナッツ

オートファジーを活性化する成分：メラトニン、ウロリチン

メラトニンは、強力な抗酸化物質であり、細胞内の壊れたたんぱく質を掃除するというオートファジーの働きを調節していると考えられます。

ナッツ類に含まれる栄養素は、カシューナッツやらっかせいでは、たんぱく

質、脂質、食物繊維のほか、カリウム、マグネシウム、鉄、亜鉛、銅などのミネラル、ビタミンB1・B2・B6、ナイアシン、葉酸が豊富です。脂肪酸の中ではオレイン酸が多く、酸化に強く健康効果が期待できます。

食べ方：おやつとしてそのまま食べるのが最も手軽です。購入するときは、できるだけ味付きや揚げたものを避け、ローストしただけのものを選ぶのがおすすめです。サラダに振りかけたり、砕いて野菜を和える際に使ったりするのはもちろん、朝食時にシリアルなどに加えて食べるのもよいでしょう。種類によっては、粉末状の製品が製菓材料コーナーなどで売っていますので、ごまなどと一緒に中華風のソースに加えるのもありです。パンケーキの小麦粉の一部をナッツの粉に置き換えると、香ばしくて美味しい生地になります。

⑯ウコン（ターメリック）

オートファジーを活性化する成分：クルクミン

クルクミンは、肝細胞のオートファジーの経路に影響を与えて活性化することで、肝臓の臓器不全につながる肝細胞の線維化を緩和することができると報告されています。

ウコンに含まれる栄養素は、リン、鉄、カルシウム、マグネシウムなどのミネラルや食物繊維などです。黄色の色素成分であるクルクミンは、ポリフェノールの一種で、抗酸化作用、抗炎症作用があるとされています。

食べ方：「ウコン」と聞くと健康ドリンクのイメージが強いかもしれませんが、「ターメリック」として調味料売り場などで販売されています。

カレーに含まれているので、カレーを食べる際にとるのが一般的です。

できれば、市販のルーを使わずに、自分でスパイスを合わせてスパイスカレーをつくるのがおすすめです。米と一緒に炊いてターメリックライスにすると、鮮やかな黄色になります。鶏肉を漬け込んでタンドリーチキンにしたり、煮込んだりしても良いです。ターメリック単体はあまり香りが強くないため、クミンなど、他のスパイスと合わせて使うと美味しいカレー風味にすることができます。

オートファジーを活性化する食べ方

カロリーを控える

空腹状態になるとオートファジーは上がります。

ですから、カロリーを制限すればオートファジーは活性化します（どのくらい制限すればオートファジーが活性化するかはわかっていません）。そのため断食をすることもオートファジーを活性化することになります。

一日二食にしたり、1回当たりの食事を少なくするなど、摂取するカロリーの量を抑えられればよいことになります。

しかしながら、健康を維持するという観点や栄養学の観点から考えると、断食や1日の食事回数を減らすのはおすすめできません。

必要な栄養素が足りなくなったり、筋肉量が減るなど、本来目指すべき健康を維持するための食事ではなくなってしまうからです。

昔からの食べ方として「腹八分目」という言葉がありますが、まさに毎日の食事を食べ過ぎない、腹八分目を心がけることが大切です。

オートファジーは、一時的に機能したりしなかったりするものではなく、常に一定に働いています。

そのため、一日三食、全ての食事で腹八分目を心がければ、食べ過ぎないことでオートファジーの働きを適切に保つことができるのです。

高脂質を避ける

唐揚げにフライにラーメン。若いころほどではないにしても、脂っこい食べ物が好きな人も多いはずです。

これは、長い人類の歴史を考えると避けられないのかもしれません。なぜなら、人類は長い間飢餓と戦ってきました。

いつ食べられない状況になるかわからない環境では、高カロリーな食事は、最高のご馳走《ちそう》だからです。

今の時代は、見渡せば高脂質の食べ物があふれていますが、これは人類の歴史からすると非常に珍しい状態なのです。

実際、第1章でも述べましたが、唐揚げやラーメンなど高脂質の食べ物はオートファジーの働きを低下させ、脂肪肝の原因になることが動物実験でわかっています。

脂質の多い食事は、カロリーも高い食事になります。脂質を必要最小限に抑えることで、カロリーも抑えることができ、食事の栄養のバランスも良いものにすることができ、オートファジーの働きも低下させることなく健康の維持に役立つことになるのです。

例えば、とりの唐揚げであれば、焼き鳥やソテーにする、むしどりにするなど、調理法を変えることで高脂質な食事を避けることができます。

食べる時間

一日三食食べましょうとお伝えしましたが、1日の時間に関係なく3回食事すればいいわけではなく、朝食、昼食、夕食と3回に分けて食べることが大切です。

私たちの体のリズムはきっちり24時間ではなく、個人差はあるものの、体内時計は24時間よりも長いことがわかっています。

そのため、体のリズムのままに生活をすると、体内時計と時間がずれてどんどん夜ふかしになってしまいます。朝食を食べることで、24時間よりも長い体内時計をリセットすることができます。また、朝食でたんぱく質をとることで、ホルモンの分泌を助け、睡眠の質が上がることも報告されています。

空腹になるとオートファジーは上がり、食事をとるとオートファジーは下がります。ずっと食べ続けていると、オートファジーをずっと抑え込むことになります。

夕食も可能な限り早く食べましょう。寝ている間にオートファジーが活性化することがわかっていますので（詳しくは第5章）、満腹のまま眠るのはよくありません。できるだけ空腹のままで寝ましょう。

朝、昼をしっかり食べて、夜に食べる量を軽くするリズムをつくるといいかもしれません。

第3章

毎日食べたい
オートファジーレシピ

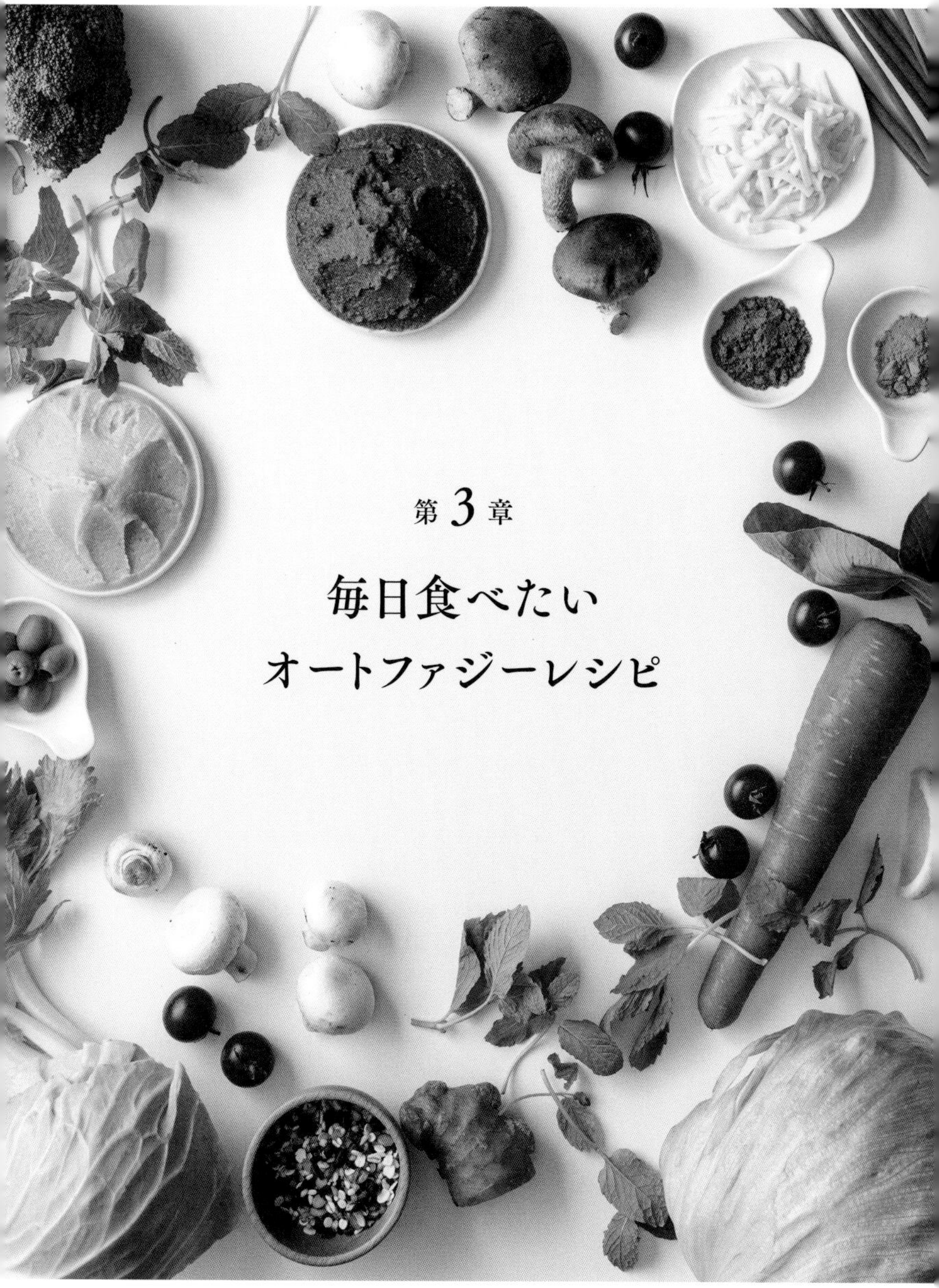

A

雑穀ご飯

豊富な食物繊維で
腸内環境の改善に!

材料(2〜3人分)

米…1合(150g)
雑穀…大さじ2(30g)

1 米を洗って30分水に浸す。

2 米の水気を切り、雑穀を加え、水200mℓ(材料外)を加えて炊飯器で炊く。

B

鮭缶の簡単卵とじ

朝にたんぱく質を補給することで
睡眠の質を上げる

材料(2人分)

卵…2個
鮭缶…1個(90g)
しょうゆ…小さじ1
胡椒…少々
長ねぎ(青い部分)…5cm

1 耐熱のボウルに卵を割り入れ溶く。

2 鮭を加えてほぐし、しょうゆとうすくななめに切った長ねぎを加え、混ぜる。

3 電子レンジ(600w)で1分半加熱し、取り出して胡椒を加えて混ぜ、さらに30秒加熱し、器に盛る。

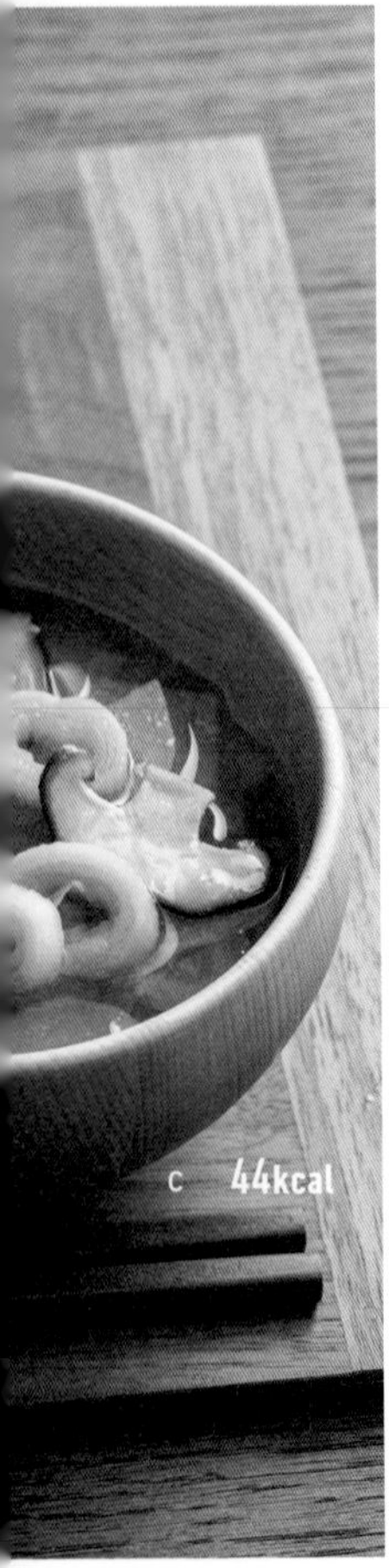

1 玉ねぎとしいたけは薄切り、大根とにんじんはいちょう切り、長ねぎは小口に切る。

2 鍋に出汁、長ねぎ以外の野菜としいたけを入れ、沸騰したら弱火にし、5分ほど煮る。

3 にんじんが軟らかくなったら、火をとめて味噌を溶き入れ、長ねぎを加える。

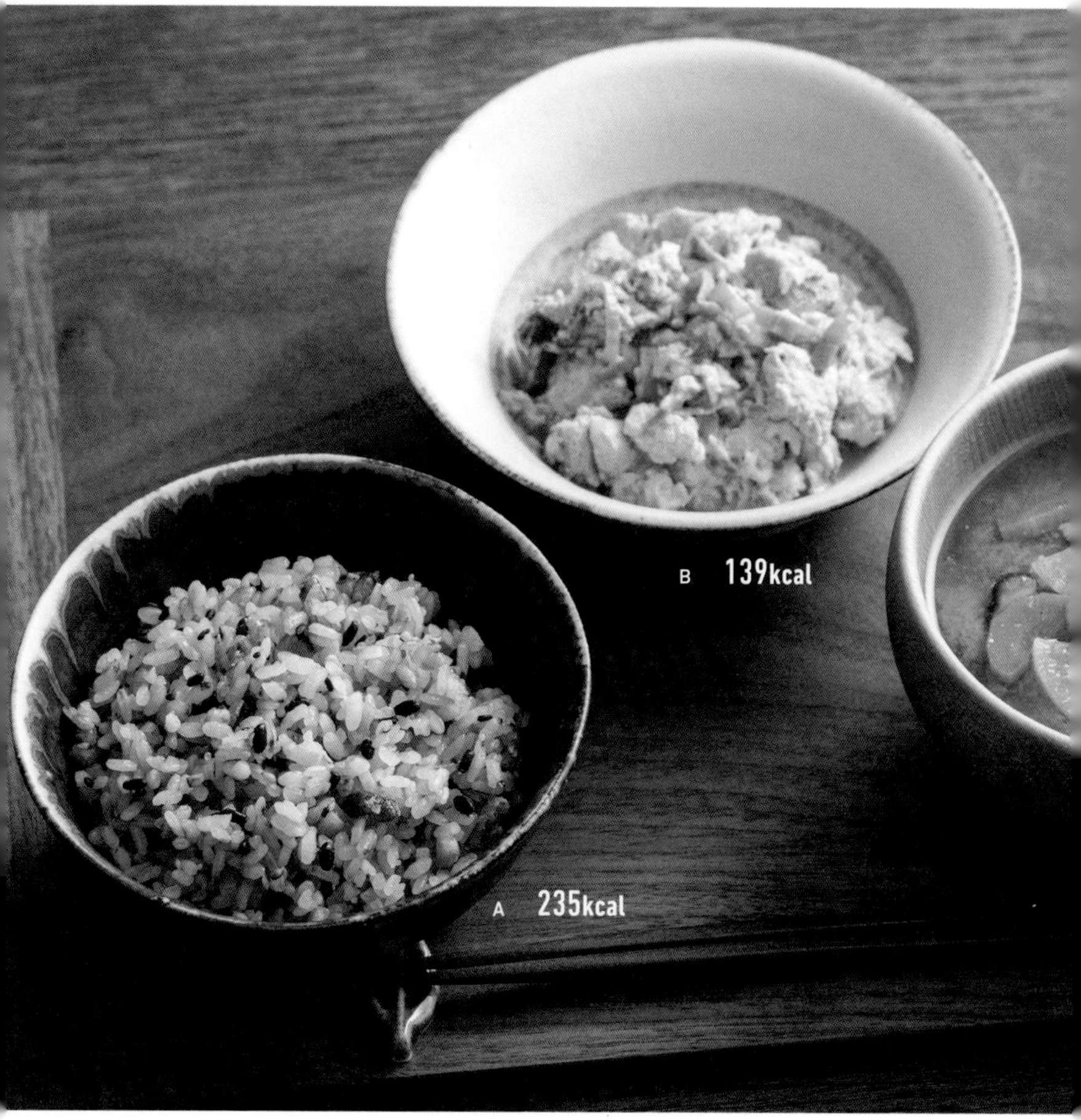

C

具沢山味噌汁

味噌の発酵パワーで
健康長寿の土台をつくる

表示しているカロリーは全て1人分です

材料（2人分）

出汁…400㎖
玉ねぎ、大根など（淡色野菜）…50g
にんじんなど（緑黄色野菜）…50g
しいたけ（きのこ類）…2個
長ねぎ…5cm
味噌…大さじ1と3分の1

朝食〈洋〉レシピ

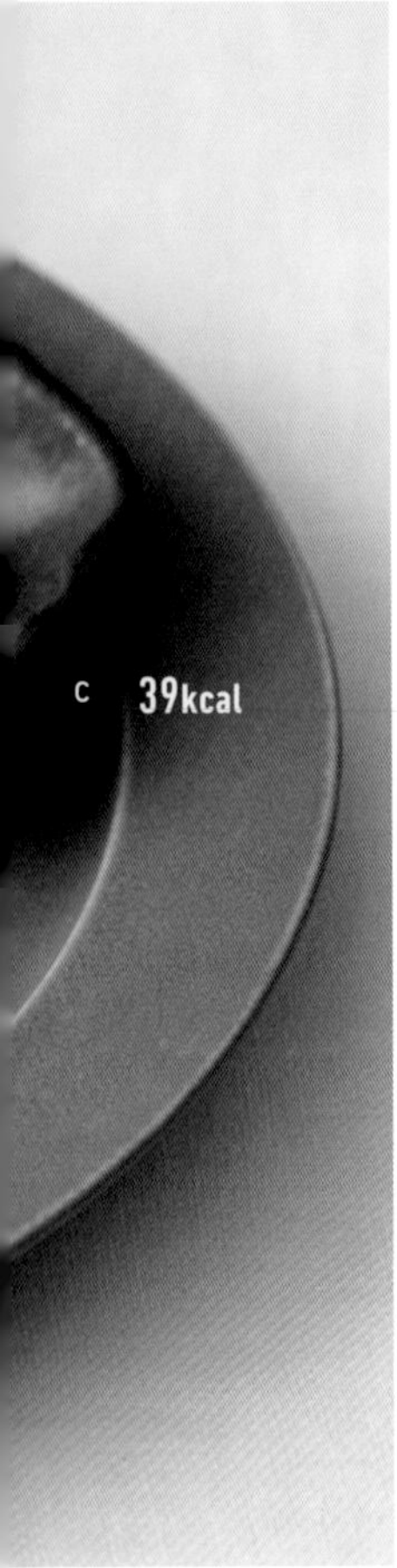

A

クルミパン

クルミのウロリチンがオートファジーを活性化

材料（2人分）

市販のもの…2個

B

チーズと納豆入り簡単オムレツ

卵、納豆、チーズで豊富なたんぱく質を体に維持

材料（2人分）

卵…2個	塩…ひとつまみ
スライスチーズ…1枚	胡椒…少々
納豆…1パック	オリーブ油…小さじ2

1 卵、納豆、塩、胡椒を混ぜる。スライスチーズを半分に切る。

2 小さめのフライパンに半量のオリーブ油をひき、**1**の卵液の半量を流し入れてさっと混ぜ、スライスチーズをのせて半月形になるようにたたむ。残り半量も同様に作る。

C

野菜ときのこのマリネ（作り置き）

作り置きで野菜を摂取！オートファジー食品しいたけ入り

材料（4～5人分）

パプリカ（赤、黄）…各2分の1個

セロリ…2分の1本	ローリエ…1枚
玉ねぎ…4分の1個	酢…100㎖
しいたけ…2個	砂糖…大さじ1
エリンギ…2本	胡椒…少々

1 パプリカは、種と白い部分、ヘタを切り取り、横に半分に切り、7mm幅に切る。セロリは7mm幅の斜め切り、玉ねぎは薄切り、しいたけは7mm幅に切り、エリンギは縦半分に切ってから7mm幅の斜め切りにする。

2 しいたけとエリンギは、耐熱ボウルに入れてラップをし、電子レンジ（600w）で1分30秒加熱する。

3 保存容器に酢と砂糖を入れて溶かし、ローリエと胡椒を加えて**1**と**2**を加え、一晩おく。

4 食べる時に好みで少量のオリーブ油（材料外）をかける。

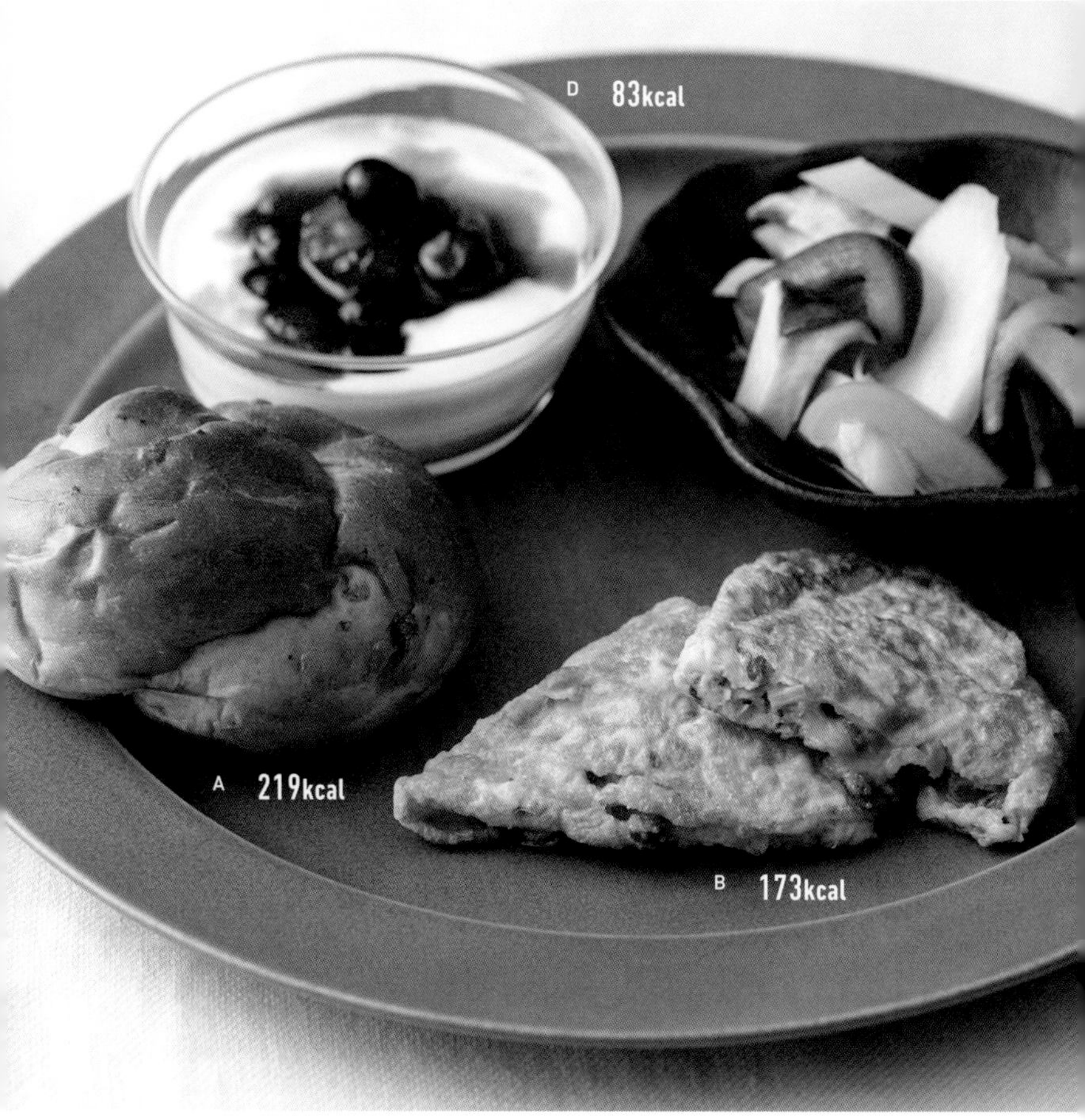

ベリーの抗酸化力、
ヨーグルトのビフィズス菌・
乳酸菌の力で
腸から体を整える

D
ベリーヨーグルト

材料（2人分）

ヨーグルト…180g
冷凍ベリー…50g
はちみつ…小さじ2

1 冷凍ベリーは電子レンジ（600w）で20秒加熱して解凍し、はちみつと和えておく。

2 ヨーグルトに**1**をかける。

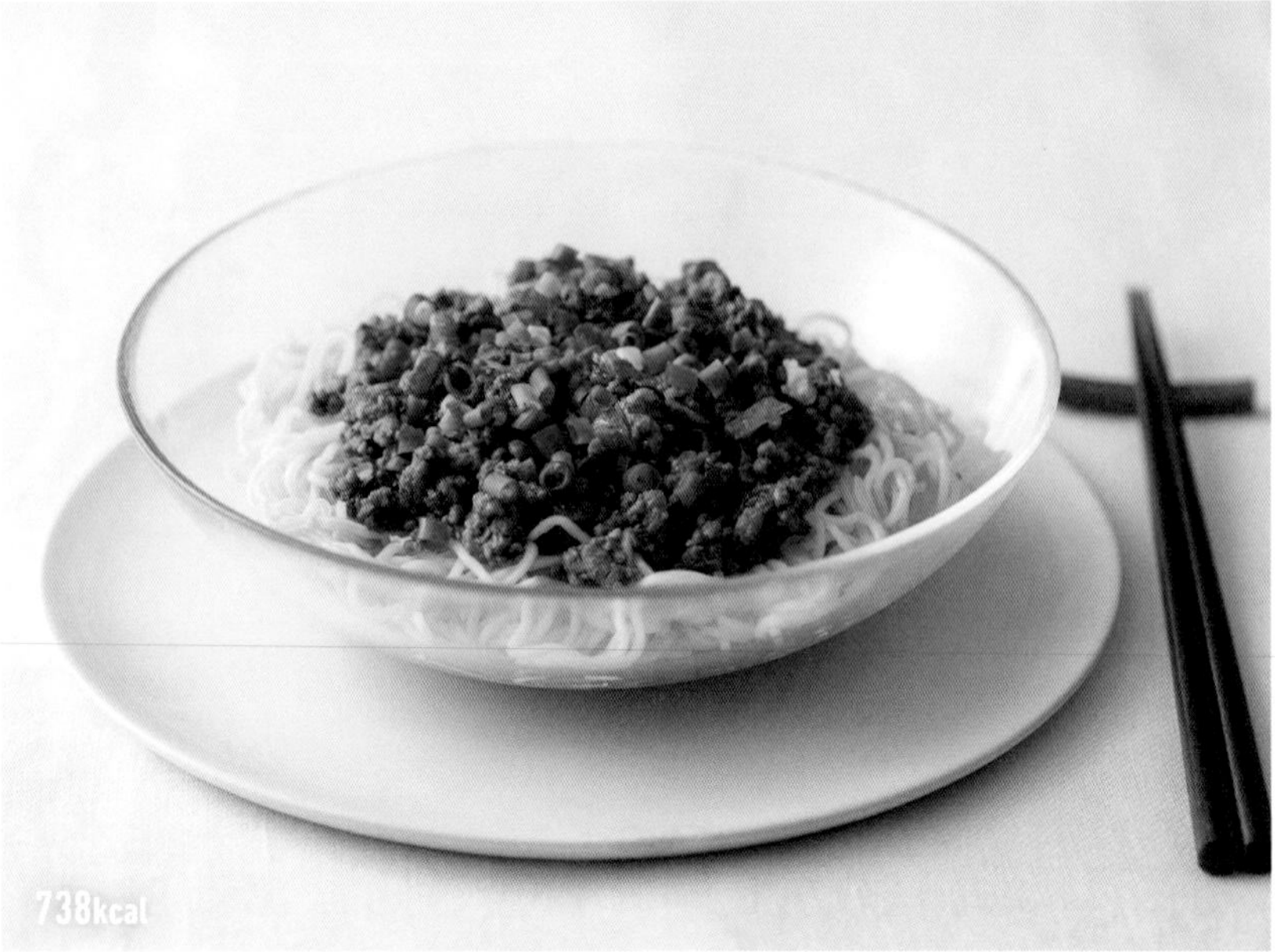

クルミ肉味噌冷やし麺

麺類にもオートファジーを高める
クルミのパワーと香ばしさをのせて

材料(2人分)

豚ひき肉…180g	砂糖…大さじ1
長ねぎ…10cm	酒…大さじ2
しょうが…1片	ごま油…小さじ2
クルミ…50g	中華麺…2玉
味噌…大さじ3	青ねぎ…適量

1 長ねぎ、しょうがは粗みじん切り、青ねぎは小口切り、クルミは粗く刻む。

2 フライパンにごま油、長ねぎ、しょうがを入れ、弱火で香りが出るまで炒める。

3 豚ひき肉を加え、ほぐしてこんがり焼き、クルミを加えてさっと炒め合わせる。

4 砂糖、酒、味噌を加えて炒める。

5 湯を沸かし、中華麺を茹で、氷水にとって冷やし、水気を切り、**4**と青ねぎをかける。

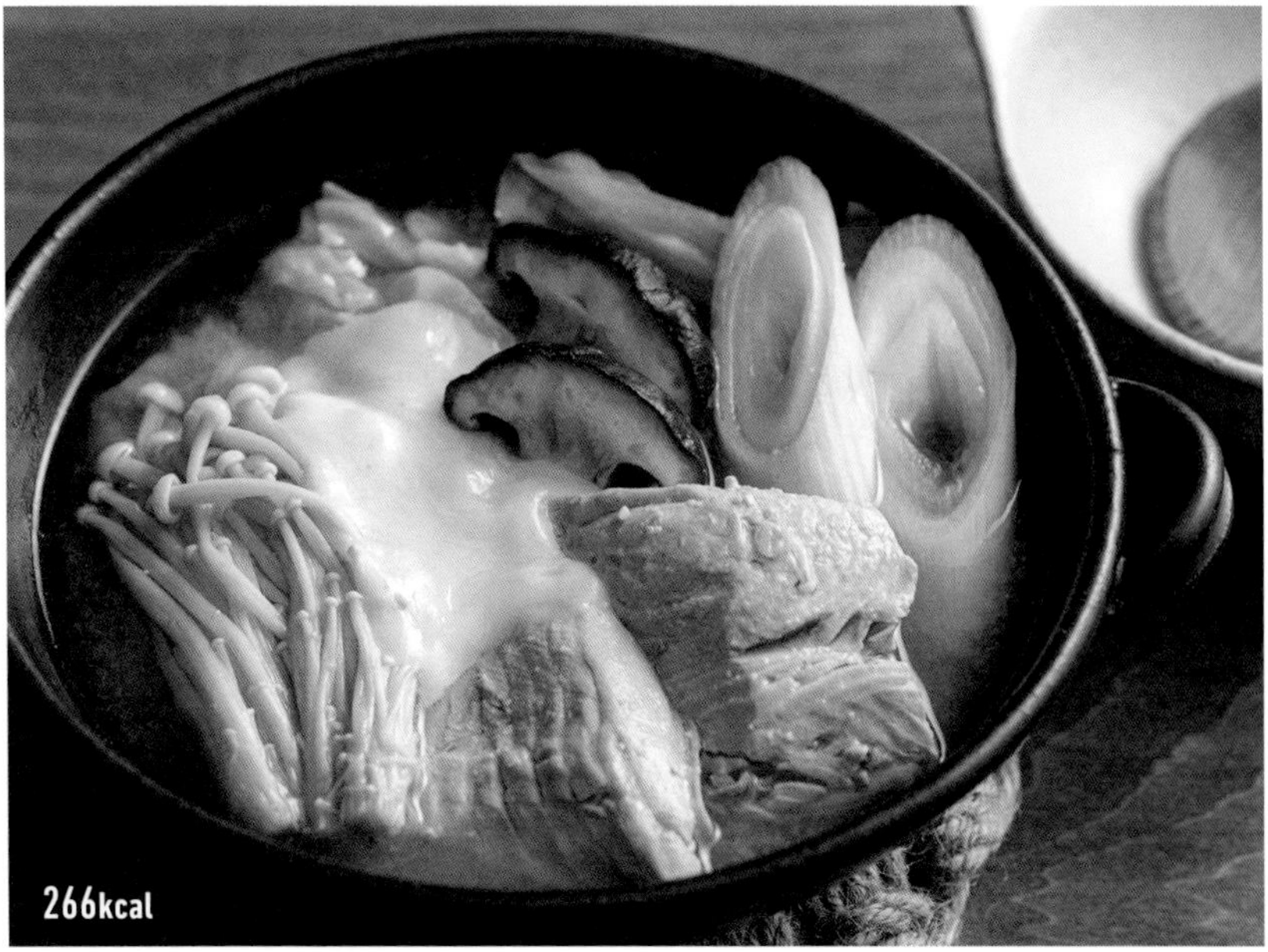

鮭ときのこのチーズ入り味噌鍋

材料を入れて煮るだけ！ 忙しくても体の土台になる
栄養をオートファジー食品で一気に摂取

材料（2人分）

鮭…2切れ
キャベツ…4分の1個
しいたけ…2個
えのきだけ…1パック
長ねぎ…1本
出汁…400mℓ
味噌…大さじ2
溶けるタイプのチーズ…40g

1 鮭は食べやすい大きさ、しいたけは半分に切り、長ねぎは1cm幅の斜め切り、キャベツはざく切り、えのきだけは小分けにする。

2 鍋にチーズと味噌以外の材料をすべて入れ、沸騰したらそのまま5分ほど煮、火をとめてから味噌を溶き入れる。

3 チーズを加えて蓋をし、2～3分ほどおく。

〈一言コメント〉

野菜ときのこは、季節のものをいろいろ入れるのがおすすめです。
エビや豆腐を入れてもおいしく食べられます。

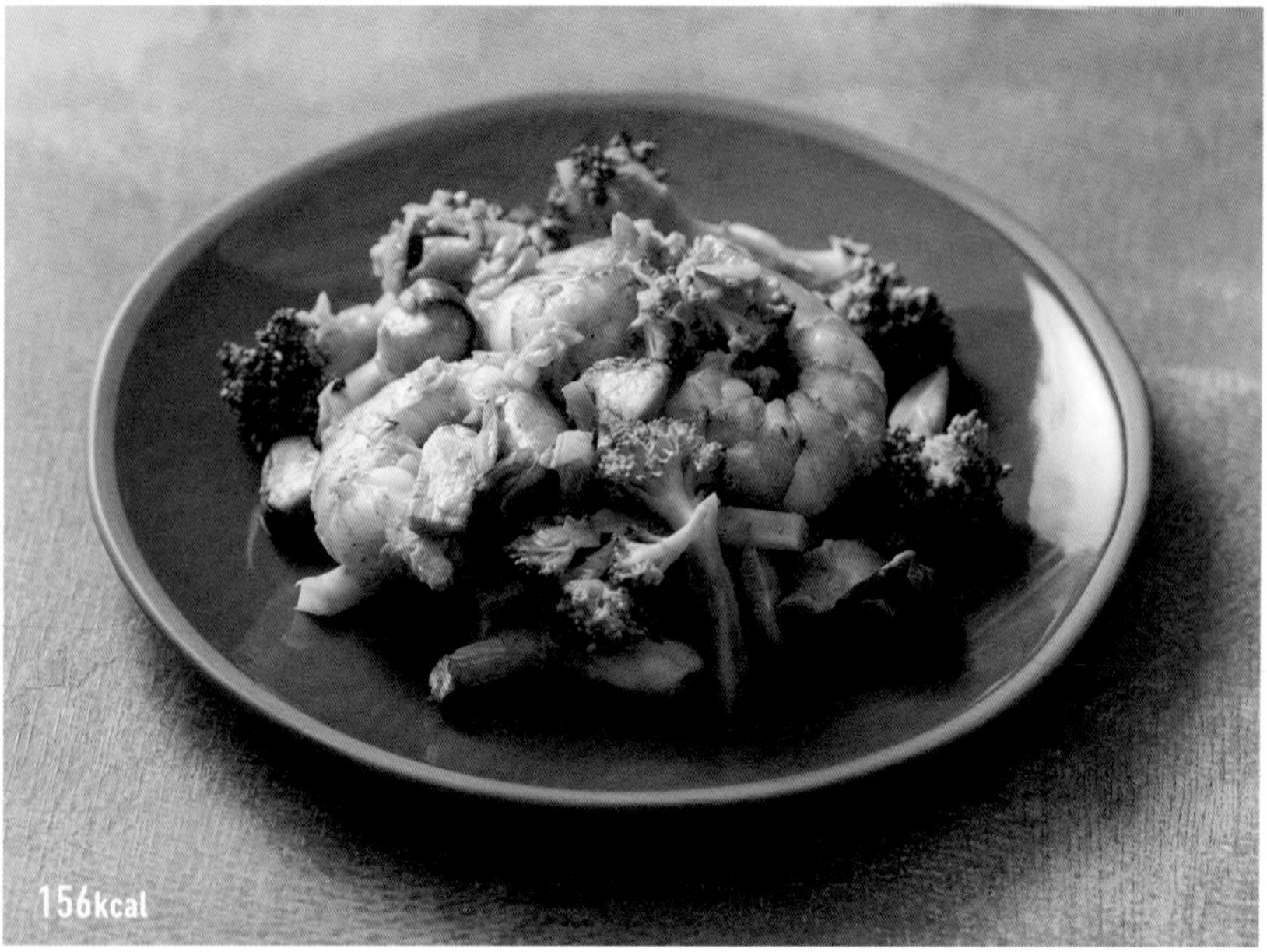

エビとブロッコリー、しいたけの炒め物

低脂肪高たんぱくなエビのアスタキサンチンの力で
オートファジーの活性化を狙う

材料(2人分)

エビ…150g
しいたけ…4個
ブロッコリー…100g
長ねぎ…10cm
しょうが…1片
鷹の爪…2分の1本
酒…大さじ2
塩…小さじ2分の1
オリーブ油…大さじ1

1 しいたけは1cm角、ブロッコリーは小房に分け、長ねぎとしょうがは粗みじんに切る。

2 エビは洗ってから背ワタをとり、殻をむく。ブロッコリーはラップでつつみ、電子レンジ(600w)で1分加熱する。

3 フライパンにオリーブ油、しょうが、鷹の爪、長ねぎを入れて弱火で炒めて香りをだす。

4 エビを加えて中火で1分ほど炒め、ブロッコリーとしいたけを加えてさらに炒める。

5 しいたけに火が通ったら、塩をふり、酒を加えて味を調える。

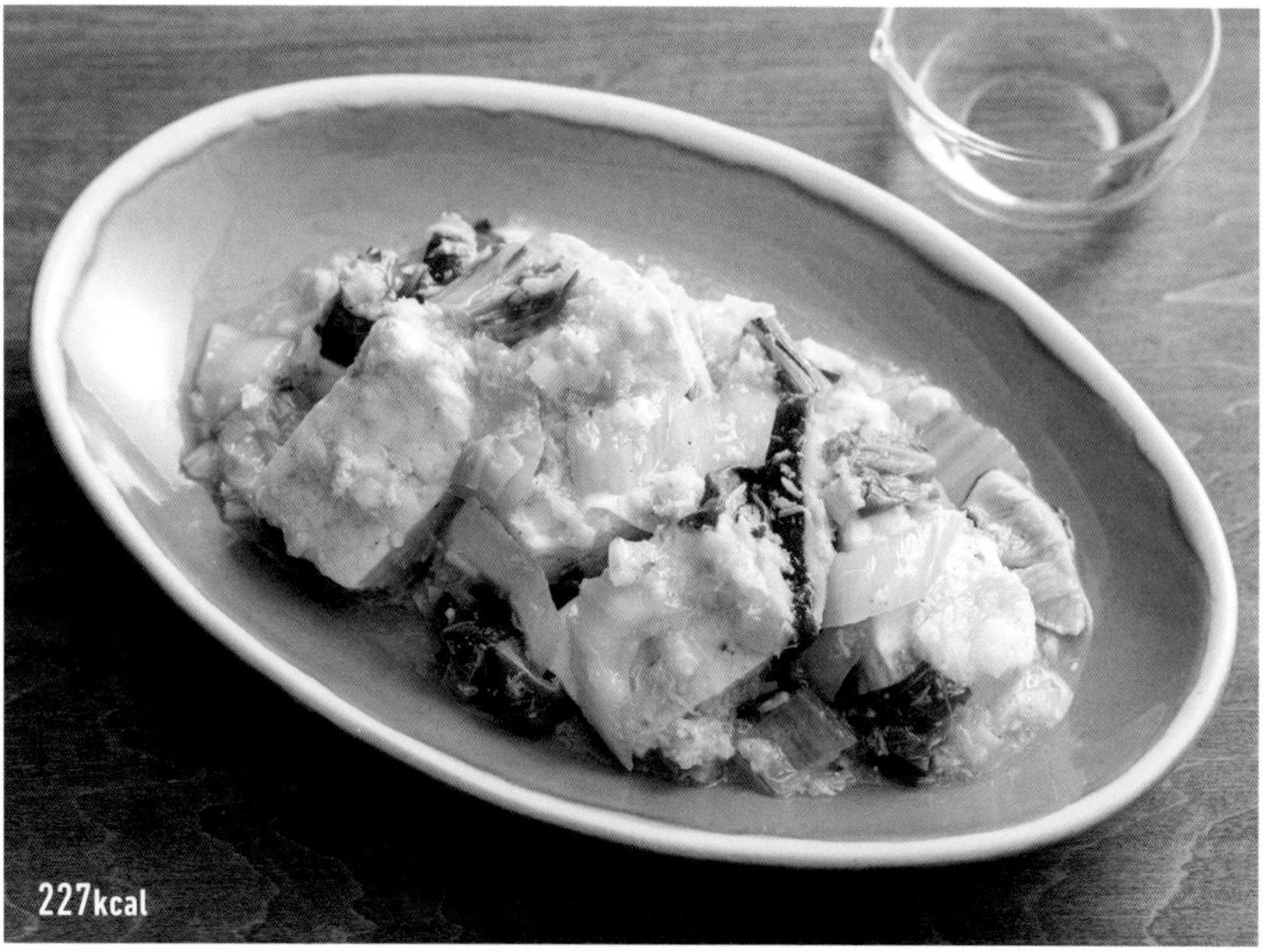

カニ缶としいたけ、豆腐のとろみあん

オートファジーを活性化する力を持つ食品が豊富。
お好みで酢をかけて楽しんで

材料(2人分)

カニ缶…1個(100g)
豆腐…1丁
干ししいたけ…3個
ちんげんさい…1株
長ねぎ…5cm
しょうが…1片
かつお粉…小さじ2分の1
塩・胡椒…各少々
片栗粉…大さじ1
オリーブ油…大さじ1
水…50mℓ
酢…適量

1 豆腐は皿にのせて電子レンジ(600w)で1分加熱し、キッチンペーパーでくるんで水切りする。干ししいたけはぬるま湯で戻す。片栗粉は同量の水(材料外)で溶いておく。

2 豆腐を3センチ角、ちんげんさいは2cmのそぎ切り、干ししいたけは細切り、長ねぎとしょうがは粗みじんに切る。

3 フライパンにオリーブ油、長ねぎ、しょうがを入れて弱火にかけて香りをだし、豆腐、干ししいたけ、しいたけの戻し汁大さじ2、かつお粉、水を加えて沸騰させる。

4 カニとちんげんさいを加えて2〜3分煮込み、塩・胡椒で味を調え、水溶き片栗粉を加えてとろみをつける。好みで酢をかける。

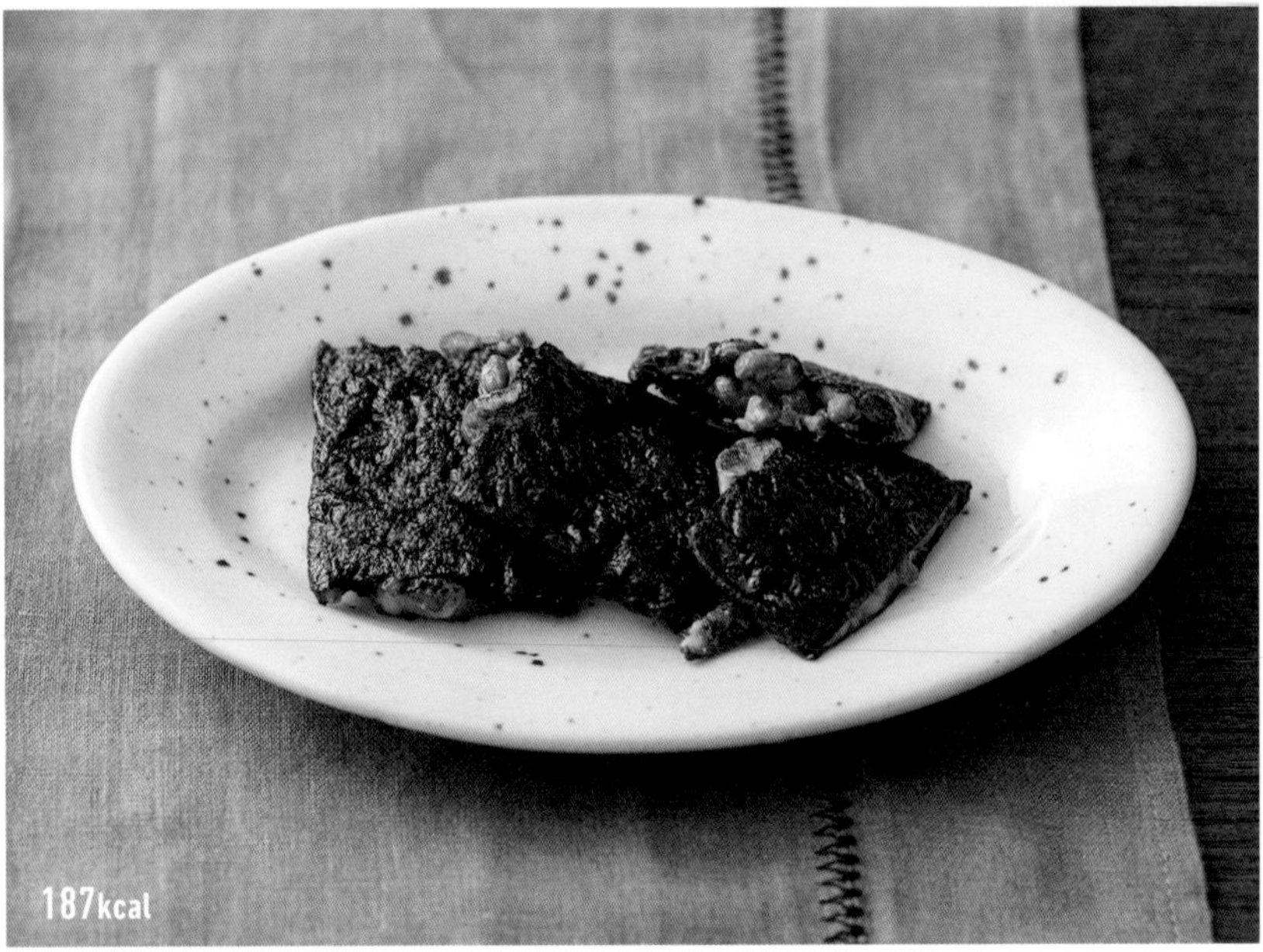

納豆とチーズの海苔焼き

納豆とチーズのおつまみで手軽に
スペルミジンを摂取、不老長寿の実現を狙う

材料(2人分)

納豆(たれつき)…2パック
溶けるタイプのチーズ…40g
かつお節…1パック(1.5g)
海苔…2枚
オリーブ油…小さじ2

1 納豆にチーズ、かつお節、納豆のたれ1パック分を加えてざっくりと混ぜ、6等分に分ける。

2 海苔を各3枚に切り、6枚用意する。

3 海苔に**1**の納豆とチーズをのせ、三つ折りにし、オリーブ油をひいたフライパンで海苔がカリッとするまで両面を焼く。

〈一言コメント〉

チーズはピザ用チーズの他、エメンタールやグリュイエールなど、お好きなナチュラルチーズをお使いください。

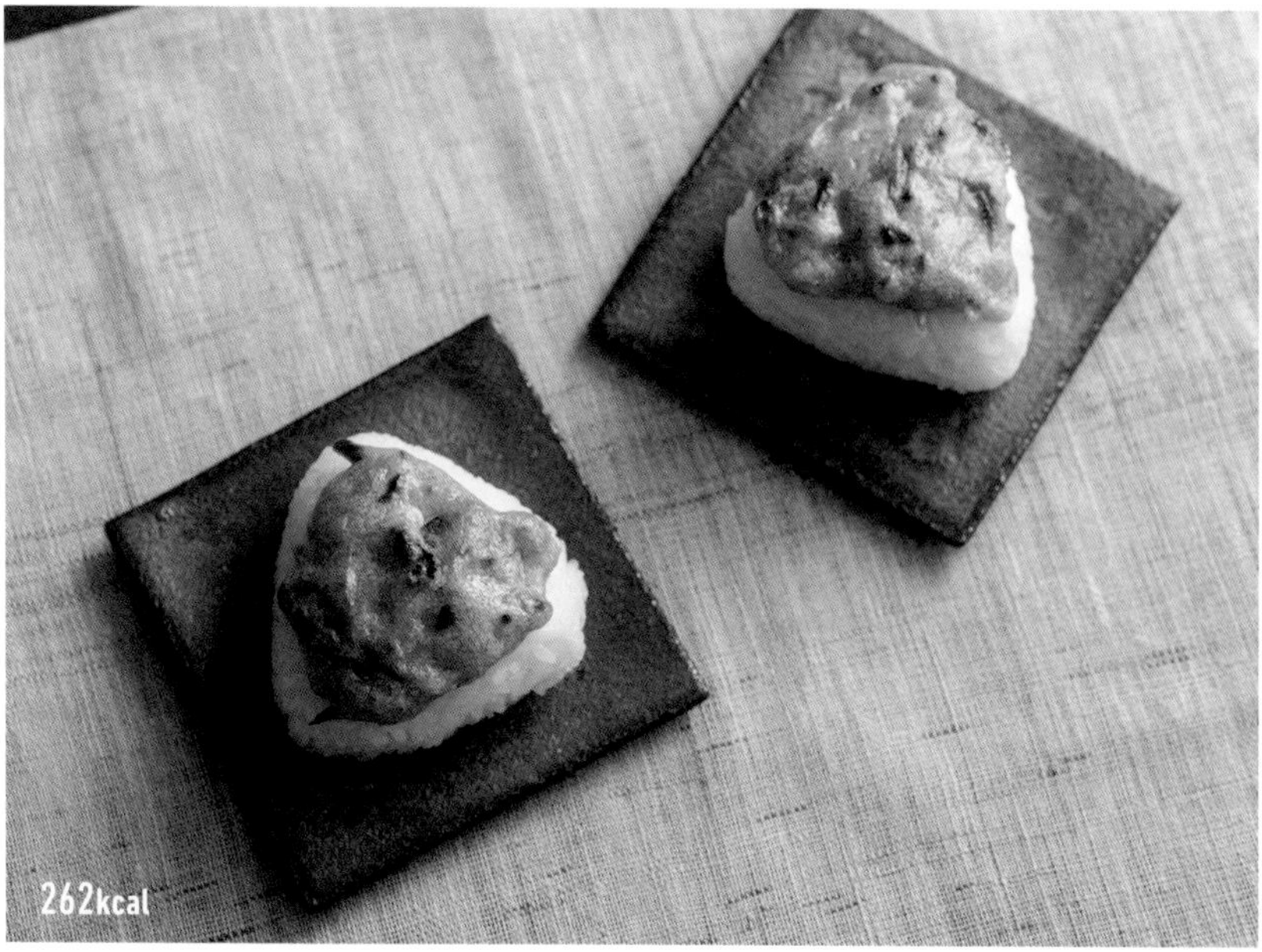

さくらエビ入り味噌焼きおにぎり

白味噌とさくらエビで手軽に
オートファジーの活性化につながる成分をとる！

材料（2人分）

ごはん…240g
白味噌…大さじ2
みりん…大さじ1
砂糖…小さじ1
さくらエビ…小さじ2
一味とうがらし（粉）…適量

1 白味噌、みりん、砂糖、さくらエビ、一味とうがらしを混ぜる。

2 ごはんを三角ににぎり、**1**を塗り、オリーブ油（材料外）をうすく塗ったアルミホイルにのせ、オーブントースター（1200w）でこんがり焼き目がつくまで3分ほど焼く。

〈一言コメント〉

さくらエビの代わりに、ごまやかつお節を入れてもおいしくいただけます。

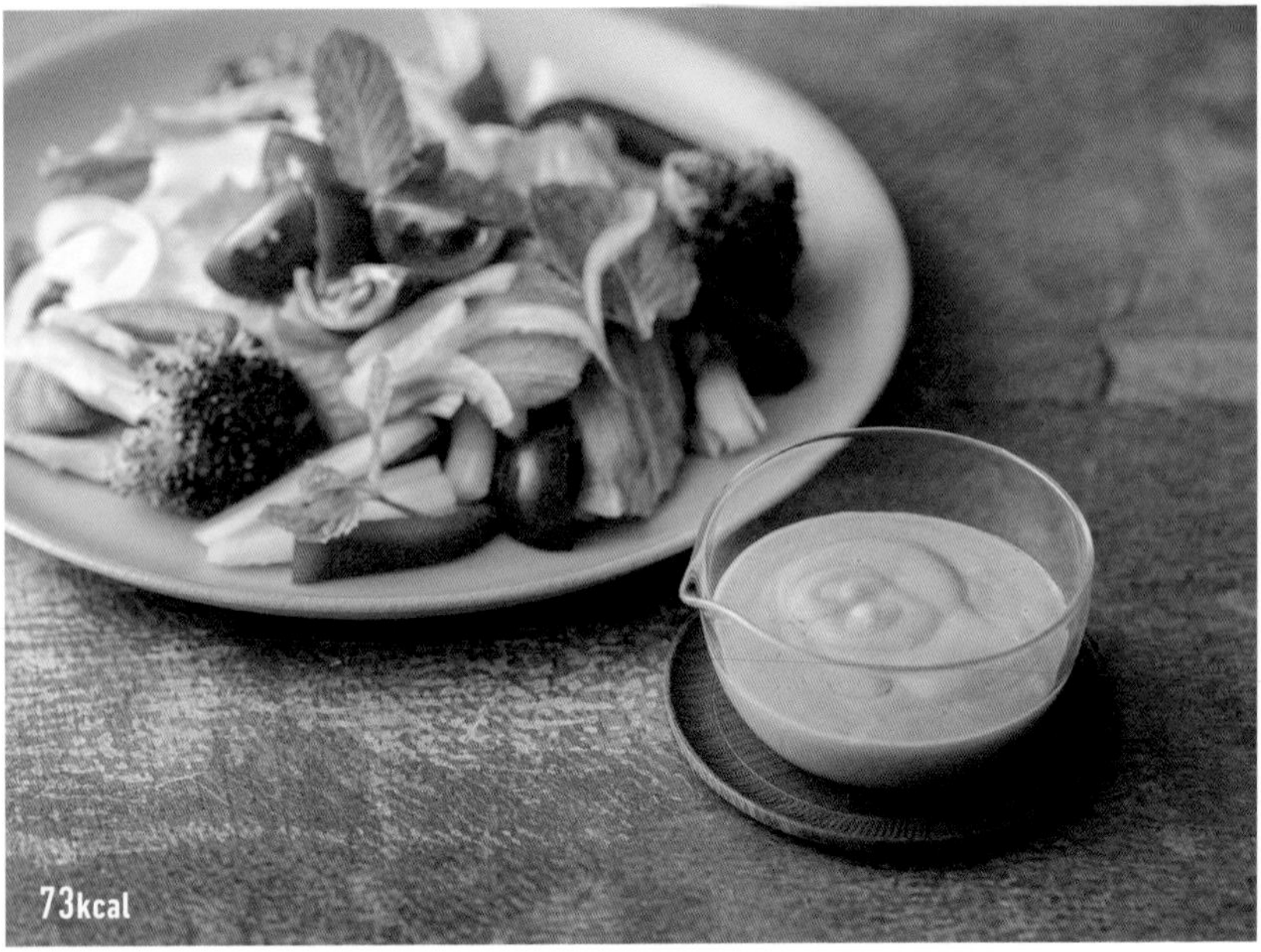

いろんな食べ方で、納豆パワーを365日の食卓に取り入れる

納豆味噌ドレッシング

材料(8〜9回分)

納豆…1パック
味噌…大さじ1
酢…大さじ4
オリーブ油…大さじ5

1 納豆、味噌、酢をブレンダー又はミキサーでよく混ぜる。

2 **1**にオリーブ油を加えて混ぜる。

〈一言コメント〉

サラダのドレッシングはもちろん、茹でた野菜にかけたり、和風の和え物に使ってもおいしいです。

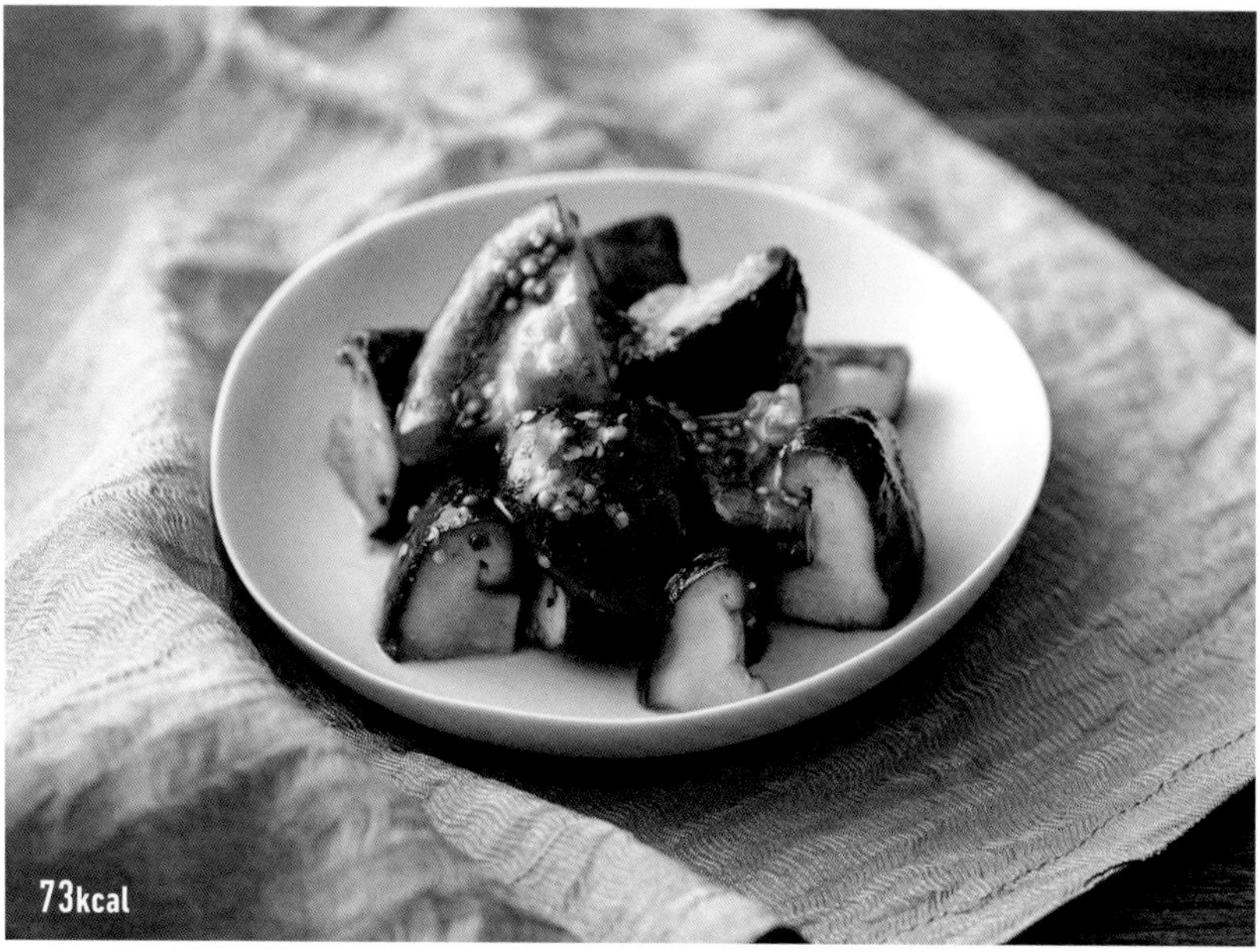

レンチンしいたけ

超簡単メニューのしいたけは食物繊維たっぷり。
腸内環境も整う

材料（2人分）

しいたけ…1パック（100g）
オリーブ油…大さじ1
しょうゆ…大さじ2分の1
粒マスタード…小さじ1

1 しいたけは、軸を切り落とし、十字に切る。耐熱ボウルなどに入れてラップをし、電子レンジ（600w）で2分加熱する。

2 **1**にしょうゆ、オリーブ油、粒マスタードを加え混ぜる。

〈一言コメント〉

しいたけ以外にも、マッシュルームやエリンギ、ぶなしめじ、えのきだけなど何種類かを混ぜてもおいしいです。

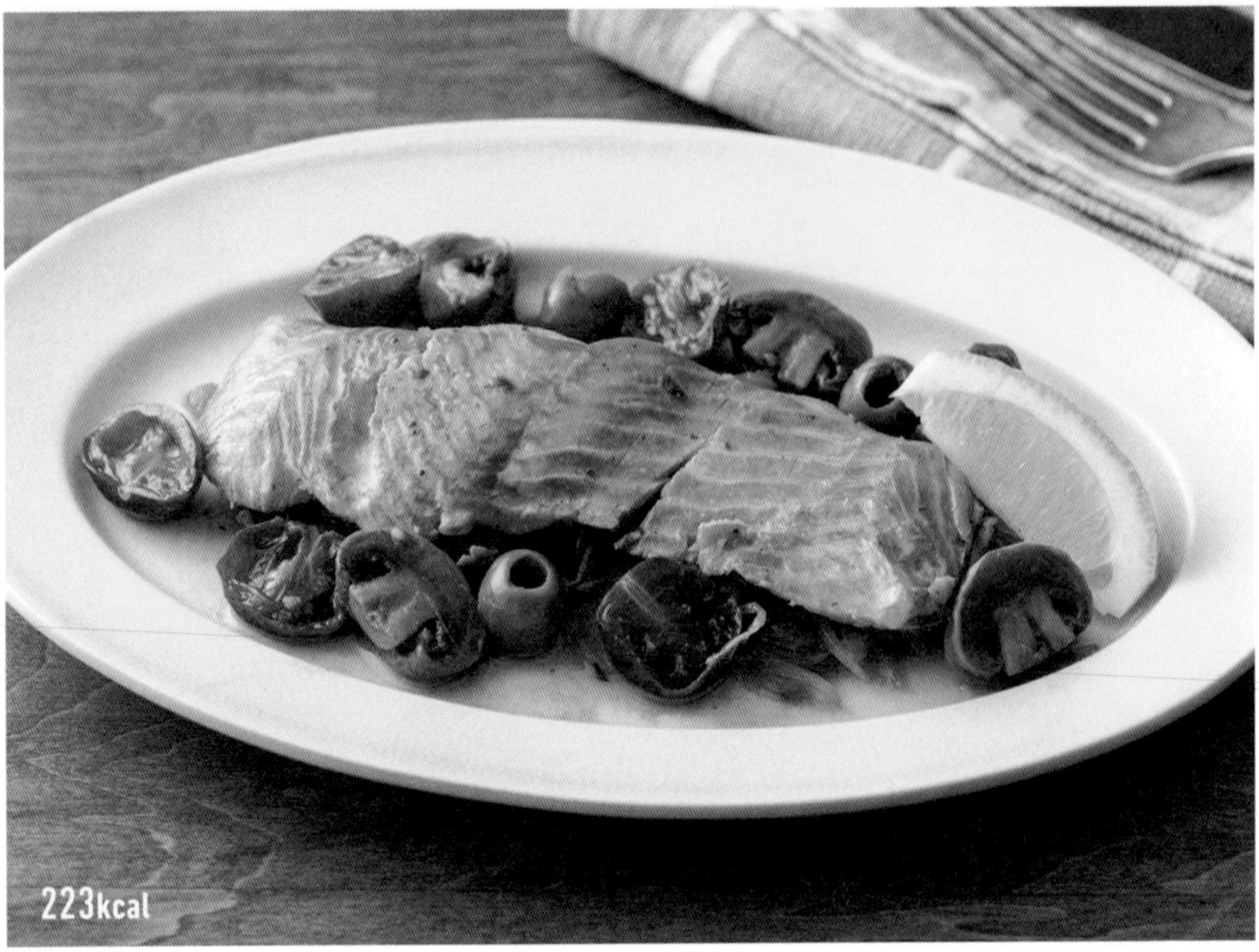

鮭とオリーブ、マッシュルームの蒸し焼き

魚のあぶらの抗炎症作用とオリーブで、
不老長寿を実現する!

材料(2人分)

鮭…2切れ
オリーブ…6個
マッシュルーム…4個
玉ねぎ…4分の1個
ミニトマト…6個
塩・胡椒…各少々
白ワイン…100mℓ
水…50mℓ
オリーブ油…小さじ2
しょうゆ…大さじ2分の1
レモン…4分の1個

1 ミニトマトは半分に切る。玉ねぎは薄切り、マッシュルームは石づきをとって、半分に切る。鮭に軽く塩・胡椒をふる。

2 フライパンにオリーブ油を熱し、玉ねぎとマッシュルーム、オリーブを入れて軽く炒めてフライパンの端に寄せ、鮭を皮目を下にして焼き色がつくまで中火で焼く。

3 皮に焼き色がついたら、鮭の上下を返し、ミニトマトと白ワイン、水を加えて沸騰させ、蓋をして中火で3〜4分ほど蒸し焼きにする。

4 しょうゆを回しかけ、器に盛ってレモンを添える。

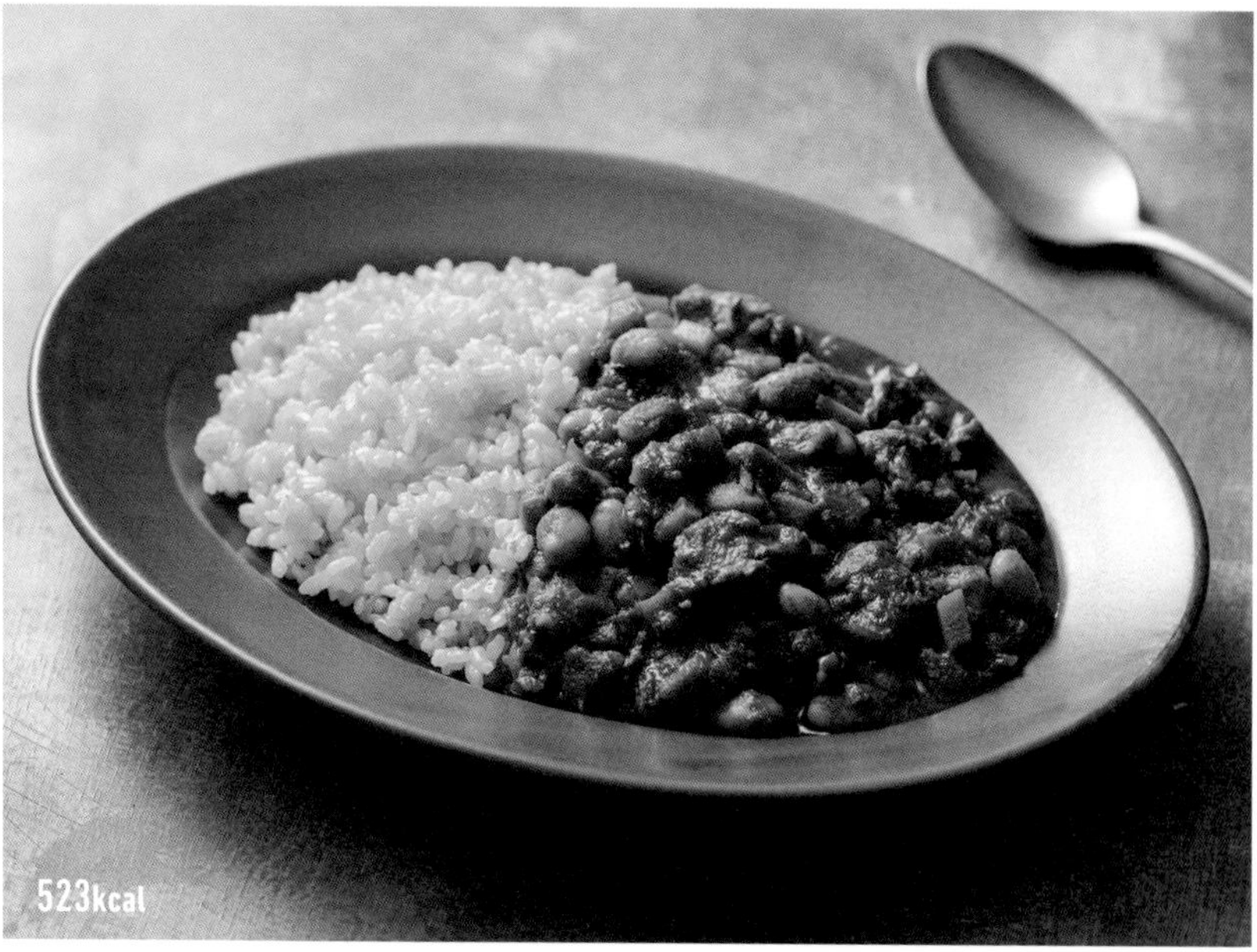

ターメリックライスとカレー

ターメリックライスと脂質が少ないヘルシーカレーで、オートファジーの活性化を

材料（4人分）

ゆで大豆…1パック（120g）
鶏もも肉…1枚（約300g）
玉ねぎ…1個
にんにく…2片
水煮トマト缶…1個
カレー粉…大さじ3
クミン（粉またはホール）…小さじ1
オリーブ油…大さじ1
塩…小さじ1
胡椒…少々
はちみつ…小さじ2
米…2合（約300g）
ターメリック…小さじ1

1 米を洗って30分浸水させて水気を切り、水360mℓ（材料外）とターメリックを加えて炊く。

2 玉ねぎとにんにくはみじん切り、鶏もも肉は一口大に切る。

3 厚手の鍋にオリーブ油、玉ねぎ、にんにくを入れて中火で少しこんがりと色がつくまで炒める。

4 鶏もも肉を加えて皮目を下にしてカリッとするまで炒め、カレー粉、クミンを加えてさらによく炒め、ゆで大豆と水煮トマトを加える。

5 沸騰したら火を少し弱めて、10分ほど煮込む。アクが出たらすくい取る。塩、胡椒、はちみつを加えて味を調える。

6 炊きあがったターメリックライスと共に皿に盛る。

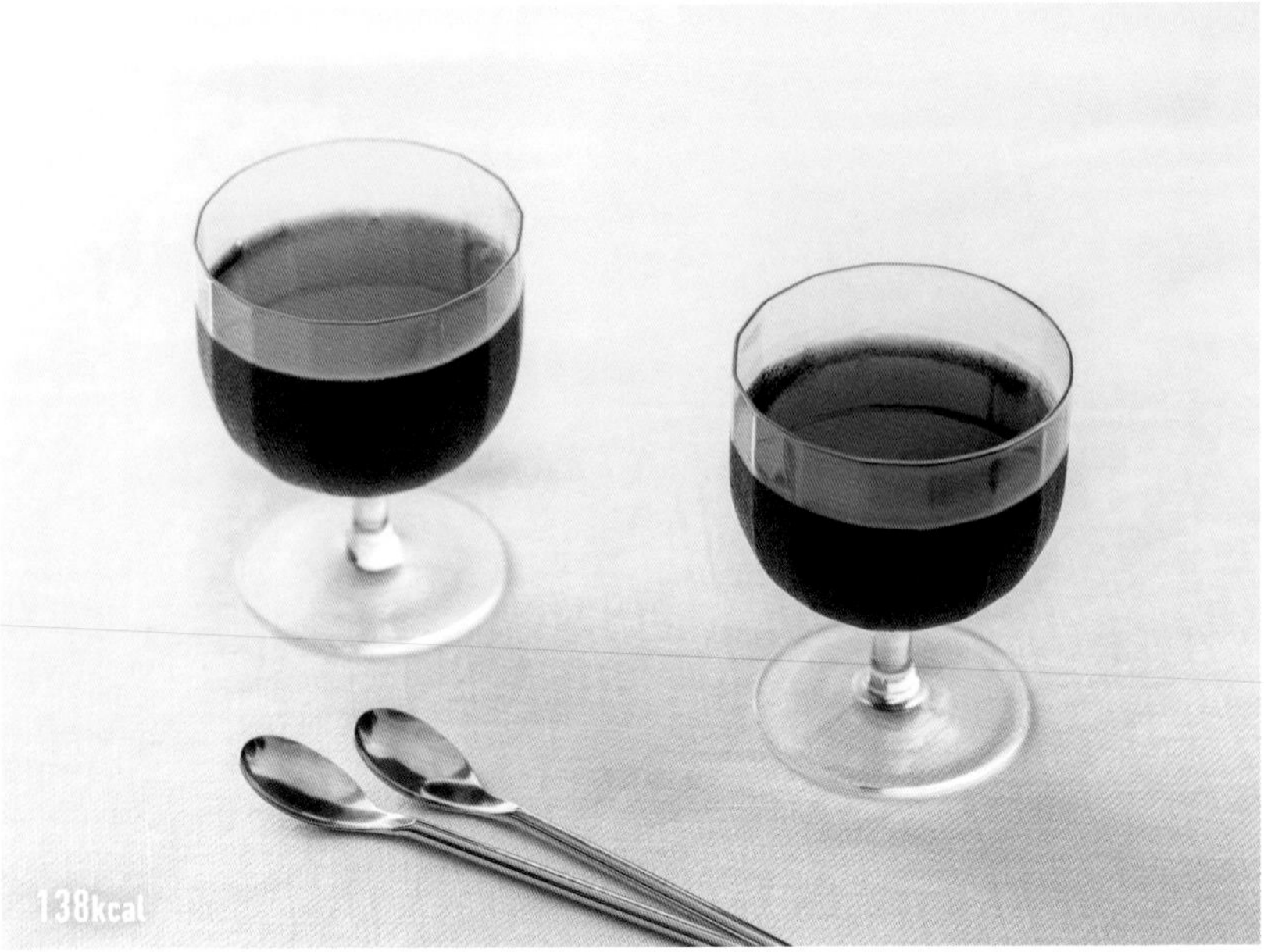

赤ワインのゼリー

お酒が飲めない方も、赤ワイン効果で美容と健康維持を

材料(2人分)

赤ワイン…150mℓ
水…150mℓ
砂糖…40g
ゼラチン(顆粒タイプ)…5g

1 鍋に水と砂糖を入れて中火にかけ、砂糖を溶かす。

2 砂糖が溶けたら、赤ワインを加え、沸騰するまで加熱してアルコールを飛ばす。火を止めて50〜60℃くらいに冷ましてからゼラチンを加え、溶かす。

3 **2**をグラスなどに入れて冷蔵庫で固まるまで冷やす。

〈一言コメント〉

ゼリーの上にいちごやブルーベリー、ラズベリーなどの果物をのせると華やかで、ウロリチンもとれます。

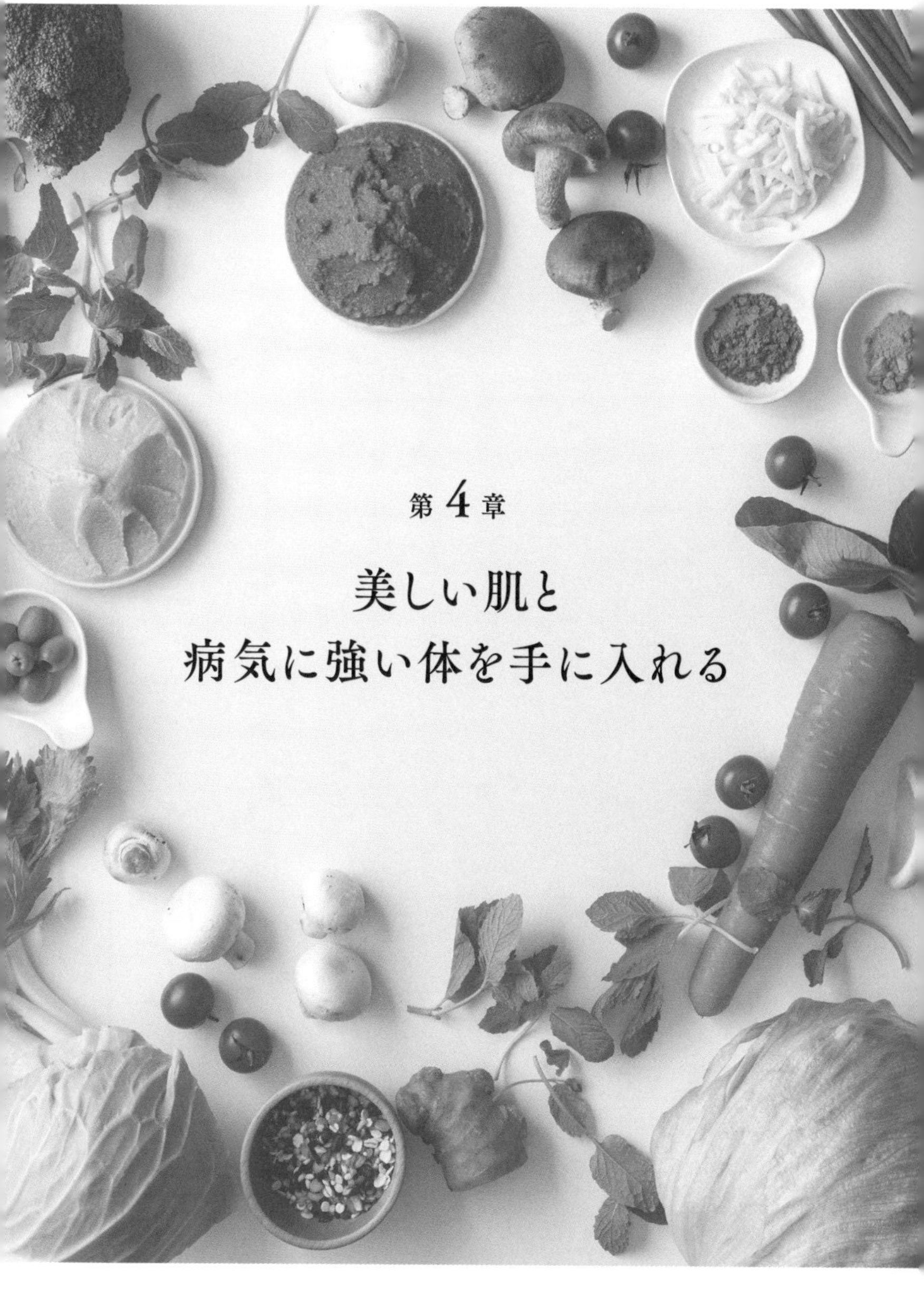

第4章

美しい肌と病気に強い体を手に入れる

1 オートファジーでキレイになる

オートファジーと美容

1日でも長く健康で楽しく暮らしたい。多くの人はそう願うと同時に、若々しくありたいとも思っているはずです。

『人は見た目が9割』（竹内一郎著、新潮新書）という本もありましたが、実は見た目の若さと健康には相関関係があるともいわれています。健康な人には見た目が若い人が多いのです。

といっても、健康だから見た目が若くなるわけでも、見た目が若いと健康になるわけでもありません。

そして見た目とオートファジーもまた深い関係にあります。

オートファジーを活性化させることで、シミやシワがなくなり、肌がプルンプルンになる可能性があるといってもいいすぎではないのです。

信じられない人もいるかもしれませんが、これはオートファジーの仕組みを考えると不思議な話ではありません。むしろ、非常にわかりやすい効果といえます。

アンチエイジングは細胞から

40歳を過ぎると食べ過ぎていないのに太ったり、駅の階段を上るだけで息切れしたり、健康面で変化が出てくるだけでなく、外見にも変化があらわれます。肌のシミやシワ、白髪などの見た目の悩みが一気にあらわれている人も少なくないでしょう。

これは、細胞の機能の低下によるものです。

細胞には細胞内を正常に保つ働きがありますが、加齢で低下します。そして、加齢だけでなく、紫外線や大気中の汚染物質、食生活の乱れ、ストレスなどの外部からの刺激によっても働きが鈍くなります。

以前の美容は、肌の表面になにかを加えてすべすべにしようとしたり、白くしたり、シミを隠したりすることが主流でした。ただ、これでは細胞の機能は低下したままで、本質的な改善にはなりません。また細胞に栄養を与えても、機能が低下した細胞はもとには戻りません。

それに対し、最近では肌の細胞そのものを元気にしようという考えも出てきて、色々な商品が開発されています。細胞のケアによって肌を若々しくしようという発想です。ここにオートファジーの出番があります。

オートファジーは美白効果がある

すでに具体的な効果もわかっています。

肌の色は、色素の「メラニン」が細胞の中に蓄積されることで黒くなります。オートファジーはこのメラニンを分解する役割を担っています。

人間の皮膚の細胞を使った実験でオートファジーの働きを抑える薬剤をかけたところ、細胞内のメラニンが分解されず、増えました。

一方で、オートファジーの働きを活性化させる薬剤をかけるとメラニンは分解されて減りました。皮膚の細胞の色が白くなったのです。

また、コーカシアン（白人）とアフリカン、それにアジアンの皮膚の細胞でオートファジーの働きの度合いに違いがあるか調べました。

コーカシアンの皮膚の細胞では、オートファジーが活発でしたが、アフリカンの皮膚の細胞では、あまり活発ではありませんでした。アジアンでは中間ぐらいでした。

この結果から、皮膚の細胞におけるオートファジーの働きが肌の色を決める大きな要因になっていることが明らかになりました。

つまり、オートファジーの働きを活性化させ、メラニンの分解を促すことで肌を白くすることができるのです。

最近では歳をとると、皮膚のオートファジーも低下することがわかっています。また、紫外線を浴びると皮膚は老化しますが、紫外線によってできてしまったシミの部分はオートファジーが周囲より働きが鈍くなっていることも明らかになっています。

ですから、オートファジーを活性化できればシミを防げる可能性もあるわけです。

細胞ケアが美容の常識に

美容に詳しい方ならば、もしかするとオートファジーが肌によいことをすでに聞いたことがあるかもしれません。

美容業界ではオートファジーをうたった商品が多く発売されていますが、「この化粧品を使うとオートファジーがどのくらい活性化されて、その結果、皮膚の細胞でこのような変化がありました」というデータにもとづいた商品は、まだまだ少ないのが現状です。

ただ、これからは変わるでしょう。

私（吉森）も企業と共同研究していますが、これからのアンチエイジングは細胞の活性化による細胞ケアが当たり前になるはずです。私は、それをビヨンドエイジングと名付けています。

オートファジーの働きを高めることで、シミやシワが減ったり、肌にハリをとりもどしたりすることが夢ではなくなる日がそこまできています。

2 オートファジーで病気に強い体へ

体が昨日と今日で変わらない理由

「体調が悪い、ああどうしたのだろう」。朝、あなたがベッドから起き上がれないとしたら、あなたの体の中では細胞が間違いなくおかしくなっています。体調が悪いときは細胞が正常ではありません。病気だと感じたときはすでに細胞に何かが起きています。

細胞がおかしくなるといっても、いろいろなパターンがあります。細胞が死んだり、細胞が元気になりすぎたり、さまざまです。細胞がおかしくなることで、みなさんに馴染《なじ》みの深い風邪や、がん、アルツハイマー病、糖尿病、脳梗塞などの病気になります。

「細胞がおかしくなる」と聞くと非日常の出来事に聞こえるかもしれませんが、私たちが普段、健康でいられるのは、細胞が人知れず頑張っているからであることを忘れてはいけません。

私たちの体にはものすごい修復力や防御力があります。毎日のように火事や大雨にさらされながらも被害を出させない防衛隊が私たちの体には備わっているといっても言い過ぎではありません。

これは私たちの体は非常に緻密《ちみつ》に計算されて出来上がっていることの裏返しでもあります。

ひとつひとつの細胞がどうなるかは遺伝子で規定されています。細胞ひとつひとつが生まれたときにどうなるかが厳密にプログラムされています。そして、細かく決められたプログラムが乱れたり、予定していなかったことが起こったりすると病気になってしまいます。

予定していなかったことは日々、私たちの細胞レベルでは起きていますが、それを自ら修正しています。

細胞がイレギュラーな出来事を回避したり、イレギュラーな出来事が起きたとしても、ものすごい早さで戻したりして、私たちは昨日と変わらない今日を迎え、穏やかな日常生活を送れています。それでも、対応ができない、負ける場合があるので、人為的に介入します。それが医療ですが、細胞の力に比べると医療の力は微々たるものです。


そして、その細胞の力のひとつがオートファジーなのです。

本章では改めてオートファジーの可能性について詳しくみていきます。

果たして、オートファジーが私たちの健康をどのように変えるのでしょうか。今、私たちの日常を脅かす数々の病気に対する切り札になるだけでなく、歳を重ねてもヨボヨボにもならずにお肌もツヤツヤでいられる可能性すらある現実をお伝えします。

細菌もオートファジーで殺せる

オートファジーが私たちの健康をどのように支えているか、そしてどのような可能性を秘めているのかから、まずみていきます。

さきほど病気になるということは細胞がおかしくなることだとお伝えしましたが、細胞がおかしくなる原因のひとつが「外敵」の侵入です。

第1章でも触れた通り、オートファジーには細胞内に侵入した病原体（細菌やウイルス）を殺す能力があります。これは画期的な発見で今、世界中の感染症学者がどのような病原体に効き目があるのか実験を進めています。そして、オートファジーで殺される病原体もある一方で、殺されないで逃げる病原体など、いろいろ解明されてきています。

咽頭炎《いんとう》などの原因になる溶連菌《ようれん》（A群連鎖球菌）や食中毒を起こすサルモネラはオートファジーによって排除されます。もちろん、細菌があまりにも増殖してしまうとオートファジーの除去する仕組みが追いつかなくなることもありますが、原則、取り除けます。

一方、ＨＩＶやウエストナイルウイルス（日本脳炎ウイルスに近いウイルスで蚊を媒介にする）は取り除けません。身近なところだと、ＳＡＲＳや新型コロナウイルスはオートファジーの動きを妨害します。

なぜ、取り除ける病原体と取り除けない病原体があるかというと、病原体が進化するからです。病原体にしてみれば、殺すか殺されるかの問題なので、生き延びるために進化して、オートファジーに殺されなくなります。

妨害する病原体もいれば、消える病原体もいます。ウイルスではありませんが、細菌ですと赤痢菌がオートファジーの目をかいくぐることで有名です。

赤痢菌はステルス戦闘機みたいに細胞のレーダーから消えます。消えてしまうので、細胞内に侵入しても、オートファジーが認識できません。

オートファジーを利用して、自分を増やす悪いウイルスもいます。ポリオウイルスです。ポリオウイルスは神経を侵すことで手足などをまひさせます。まひが一生残ることもある怖い病気です。

生き物が進化して複雑になるにつれ、オートファジーの機能も進化してきました。オートファジーは元々は栄養源の確保のためにできたと思われますが、病原体から細胞を守ることにも使われるようになりました。ところが、病原体も負けずに進化してきました。ポリオウイルスも新型コロナウイルスもオートファジーの機能の上をいきました。おそらく、これからも細胞も病原体も進化するはずです。やられたら、やりかえすが続くわけです。

もちろん、人間も黙っていません。ウイルスがオートファジーを妨害するのならば、その仕組みを解明して、薬をつくるなどの取り組みも始まっています。

アルツハイマー病治療の救世主にも

最近、オートファジーの機能で注目されているのが細胞内のたんぱく質の塊を除去する機能です。これは非常に重要な発見です。治療法がなかなか見つからない病気と深い関係があるからです。アルツハイマー病やパーキンソン病など認知症の原因になる脳の病気です。

　これらの病気は脳の細胞の中にたんぱく質の塊ができて、その塊のせいで細胞が死んでしまうのが原因です。そういう病気を神経変性疾患と言います。オートファジーはその治療の切り札になるかもしれないと今、期待が膨らんでいます。

　なぜ、神経変性疾患が厄介かというと脳の細胞がほとんど入れ替わらないからです。人間の体の中は常に入れ替わっているという話を覚えていますか。オートファジーは細胞内をリフレッシュしますが、細胞そのものも入れ替わっています。

　細胞にも寿命があります。例えば、血液の細胞は数十日で全て入れ替わります。ところが、脳の細胞の寿命は100年ともいわれています。つまり、一生モノです。ですから、塊がたまって細胞が死んでしまうとそのままなのです。

　細胞が入れ替われば、細胞内の掃除がうまくいかなくて細胞が死んでも、新しい細胞が代わりをはたします。脳の細胞はそれが期待できないので、掃除役のオートファジーに頑張ってもらうしかありません。

　そして、実際、オートファジーには脳の中にたんぱく質の塊ができそうになると食べてくれる機能があることがわかってきています。これは、第1章で述べたオートファジーの働きの3番目の「有害物を取り除く」にあたります。これに加えて2番目の「細胞の中をリフレッシュする」機能も、脳の細胞の中にたんぱく質の塊ができるのを防いでいると考えられます。

でも、不思議ですよね。オートファジーがたんぱく質の塊を取り除いてくれるのならば、アルツハイマー病にもパーキンソン病にもなりません。それにもかかわらず、なぜこんなに多いのでしょうか。厚生労働省の推計によると2025年に認知症の患者が約700万人になる見通しです。これは日本の高齢者の5人に1人に相当します。オートファジーがあるにもかかわらずなぜこんなことになってしまうのでしょうか。

これは、第1章でも少し触れましたが、オートファジーは高齢になると活性が下がるからです。もちろん、オートファジーの機能が下がることだけが神経変性疾患の原因であるとはいいきれません。原因は他にもあるでしょう。ただ、オートファジーの活性が下がっているからではないかと想像する人は多いですし、一定の関係性があることはわかってきています。

すでに多くの研究者が実験しています。

例えば、遺伝子操作で脳の細胞のオートファジーを止めたマウスは若い間に、全てがアルツハイマー病になってしまいました。この実験結果は、遺伝的にたんぱく質の塊ができやすいなどではない普通のマウスでも、オートファジーが全く起きないとたんぱく質の塊を取り除けず、病気になってしまうことを示しています。

ですから今、世界中の製薬会社がオートファジーに注目しています。これといった医療がなかったアルツハイマー病やパーキンソン病を治せるのではないかと熱い視線を集めています。

がん免疫に効果があるが、発症後はデメリット

細胞がおかしくなる場合のもうひとつのわかりやすい例を見てみます。「がん」です。がんは、多くの国民が無縁ではない病気です。

国立がん研究センターの調べから、日本人ががんで死亡する確率は、男性26・2％（約

4人に1人）、女性17・7％（約6人に1人）になっています（2021年データに基づく）。これが、生涯でがんにかかる確率になると、男性65・5％（約3人に2人）、女性51・2％（約2人に1人）になります（2019年データに基づく）。つまり、一生を通してがんになる人の方が多いわけです。

がんも細胞にイレギュラーな出来事が起こる病気ですが、細胞が死ぬのではなく、元気になりすぎることによって起きます。元気が良すぎて勝手に増えすぎてしまいます。「がん細胞」はもともと自分の正常な細胞です。

がんにはいろいろな種類がありますが、メカニズムは全て同じです。遺伝子の変異です。遺伝子に変異が起こると、細胞内のたんぱく質が変異して細胞が死ぬ場合もあれば、元気になりすぎる場合もあります。後者ががんです。

元気になりすぎることで何が起こるかというと、細胞の増殖です。

人間の細胞は大人になると約37兆個で変わりません。一定数に保たれます。

太っている人と痩《や》せている人では細胞の数が違うと思っている人もいるかもしれませ

んが、ほぼ同じです。異なるのは細胞の大きさです。

例えば、ある場所の細胞だけ増えると困りますよね。50代以上の方は、昔、街中でこぶがあるひとを見かけたことがある人も少なくないのではないでしょうか。最近は手術で取る人が多いですが、あれは一部の細胞が増えすぎたことによるものです。

増えすぎる場合も「良性腫瘍」「悪性腫瘍」とパターンがあります。

「良性」は適当なところで止まります。そして、他の場所に行きません。

「悪性」は暴走し続けます。増えるのをやめません。他の場所にも行きます。専門用語でいうと「増殖」して「転移」します。

遺伝子が変異することで、増殖して転移する細胞があらわれます。それが、がん細胞です。

普通の細胞が人間だとしたら、がん細胞はゾンビみたいな存在です。

厄介なのは、がん細胞は細胞としては正常だということです。正常な細胞以上にまともに生きています。がん細胞自体はちっとも病気ではありません。元気がありすぎるわけですから。ところが、人間のような多くの細胞が集まってバランスをとって生きている生命体にしてみると、困るわけです。急に特定の場所の細胞が増え続けて、止まらなくなるので、バランスが崩れてしまいます。

オートファジーは遺伝子の変異によるがん細胞の発生を抑えることがわかっています。ところが、**がん細胞が生じてしまうと、がん細胞は自分の細胞なのでオートファジーが働きます。細胞の行動は正常なので、オートファジーががん細胞の活動をアシストする**ことになってしまいます。増殖を後押ししてしまうのです。そしてある種のがんは、オートファジーを活用して生きていると言われています。

ですから、**がんになってしまったら、オートファジーを止めた方が良い**とされています。現時点では日本では不可能ですが、米国では抗がん剤とオートファジーを止める薬を併用する治験がすでに行われています。治験ですから、実際の患者さんで調べている段階まで進んでいます。

ただ、がん細胞を攻撃する免疫細胞は、オートファジーが活性化した方が、能力が高まります。つまり、がん細胞のオートファジーは止めた方が良いが、それ以外の細胞のオートファジーは上げた方が良いと言うことです。がんについては複雑な状況です。

老いは避けられる

オートファジーは「老い」とも深い関係にあります。

私たちの誰もが健康で長く生きたいと考えています。人生100年時代ともいわれますが、長く生きられても健康でなければ楽しくありません。
ただ、健康で長く生きるのは昔からの人類共通の願いにもかかわらず、これまで夢物語と考えられてきました。人間はなんとなく老いて、体が思うように動かなくなり死ぬものだと誰もが信じていました。

老いとは何かと問われたら、みなさんどう答えますか。
「体力が衰える」「顔がシワシワになる」「走れなくなる」「病気になりやすくなる」。全て正解です。一言で定義すると、「死亡率が上がること」と考えるとわかりやすいでしょう。

では、みなさん、「なぜ歳をとると、ヨボヨボになるの？」と聞かれたらどう答えますか。

おそらく多くの人は「生き物は全て歳をとると体が衰える。老化は必然で誰もが避けられない」と答えるのではないでしょうか。

残念ながら、それは間違っています。

というのも、ここ30年ほどで「生き物の老化は必然」の常識は大きく塗り替えられてきたからです。

「老いは避けられる」という認識が研究者の間では広まっています。

信じられないかもしれませんが、これは生き物としては決しておかしなことではありません。なぜかというと、老化しない生き物が存在するからです。歳をとってもなぜか若々しい生き物がいるのです。

例えば、ハダカデバネズミというネズミの一種やアホウドリは生きている間、ほぼ完璧な健康を維持し、あらかじめ定められた時がくるといきなり死にます。インドの動物園で飼育されていたアドワイタという名前のアルダブラゾウガメは、死亡時に若いカメと見た目はまったく遜色《そんしょく》ありませんでしたが、なんと250歳でした。見た目が若いまま、突然死ぬわけです。

このように老化しない生き物がいるということは何を意味しているでしょうか。人間を含めて他の多くの生き物はわざわざ老化しているといえるでしょう。岩が風化して砂になるようなものではないということです。何しろ細胞には恒常性を維持するための仕組みが、オートファジーを含め色々備わっているのですから。

では、その選択にどのような意味があるのでしょうか。進化上有利だったという見方もありましたが、進化学者は否定的です。なぜ老化するのかは、いまだに大きな謎です。

人間は老化のスピードが早いのも特徴です。例えば子孫を残すという観点では人間は20～30代での生殖活動が大半です。男性の場合は70歳で子どもをつくる人もたまにいますが、ほとんどいないのが実情です。ところが、死ぬ間際まで生殖活動を続ける生き物はいくらでもいます。

人間に近い生き物では、サルは妊娠できる期間が長いことで知られています。サルの種類にもよりますが、平均寿命が二十数歳にもかかわらず、二十歳を超えても出産します。子育ての経験があることから、年寄りサルの方が若いサルよりモテるのは有名な話です。若い方がモテるのは人間くらいです。

つまり、老化は必然ではなく、多くの生き物は理由がはっきりしないものの、老いることを選びました。そして、人間は老いを非常に積極的に選んだ存在である可能性が高いです。

少し話がそれましたが、「老いを避ける」と聞くと突拍子もないことを言い出したと思われかねないので、生物学的には決しておかしくない背景を説明しました。死は避けられないにしても、人間もアホウドリやハダカデバネズミのように死ぬ直前まで若く元気なままであるように、生命科学の力でできないかと私は真剣に考えています。そして、そのカギを握るのがオートファジーなのです。

寿命も延び、健康寿命も延びる

結論からいいますと、オートファジーが活性化すると老化を防げる可能性が高まります。みなさんの多くはおそらくヨボヨボになりたくないはずです。ヨボヨボにならないためにはオートファジーを活性化させればよいわけです。

まず、驚かれるかもしれませんが、どうしたら生き物の寿命が延びるかは、わかってきています。ここでは大きく5つ紹介します。

最も有名なのが、これまでも何度か触れましたが、カロリー制限です。

言葉から想像できるように、カロリー制限は一食ずつの摂取カロリーを減らしたり、食べすぎた時はお腹が空《す》いてから食べるといった「プチ断食」です。食事を全くとらないと当然飢え死にしますので、通常の食事量より減らして活動できる程度のカロリーに下げます。そうすると、寿命が延びます。マウスやサルですでに実験されています。

少し専門的になりますが、他にはインスリンシグナルの抑制があります。インスリンは情報伝達に欠かせないホルモンのひとつです。これをあえてあまり働かないようにすると寿命が延びます。

TORシグナルも抑えた方が寿命は長くなるといわれています。これも専門的ですが、TORとはラパマイシン標的たんぱく質と呼ばれるたんぱく質で、細胞の成長や代謝を制御しています。これはないと困りますが、やや抑制した方が寿命にはプラスです。

興味深いのは生殖細胞の除去です。生殖と寿命は非常に深い関係にあります。子どもを産むと、死ぬ生き物は少なくありません。

「もう役割は終わったから死んでいいよ」とばかりに死んでしまいます。だからなのか、生殖細胞を取り除いてしまうと長生きします。子どもをつくれないから、なかなか死ななくなります。これはいろいろな動物実験で証明されています。そして、この生殖細胞の除去は人間でも例があります。宦官《かんがん》です。

中国や朝鮮の宮廷に仕えた宦官は生殖機能を後天的にとりのぞいてしまいます。彼らは、40代後半から50代前半で亡くなる男性が多かった頃に平均して70歳まで生きたとの記録もあります。生殖機能の喪失が長寿化の一因となっている可能性があるわけです。

ほかにも細胞の「工場」でエネルギーをつくるミトコンドリアの機能を抑えると長寿化するとの指摘もあります。

これらが長寿化の代表的な事例です。

専門家は寿命延長経路と呼んでいます。全く覚える必要はありませんが、興味深いのは、全てに共通するのは、どれもが必要な機能だけれども、機能は抑えた方がいいという結論です。元気がありすぎると長生きできないわけです。省エネで低空飛行が長生きの秘訣《ひけつ》なのかもしれません。

ただ、これらはいずれも「なぜか」ははっきりしていません。例えば、生殖細胞の除去によって長寿化するのは、体の持つエネルギーは限られているから、生殖機能を維持するか、その他の機能を維持するかのどちらかに使われるからではないかと思う人もいるかもしれませんが、そんな単純な話ではなさそうです。

そして、ここで挙げた5つの経路は互いに関係性もありません。カロリー摂取の抑制と生殖細胞の除去には関係性はなく、連動して起きているわけでもありません。

ただ、寿命を決定する理由がばらばらでも、一部の研究者は共通点があるのではないかと考えそれを探しました。それが**オートファジーの活動**でした。

例えば、カロリー制限によってオートファジーが活性化します。飢餓になった場合に栄養を補給するために細胞内を分解するのがオートファジーの第1の役割なので、それと同じ仕組みでオートファジーが活性化するのかもしれません。

詳細は省きますが、インスリンシグナルもTORシグナルも抑制されるとオートファジーが活性化しますし、生殖細胞の除去やミトコンドリアの機能抑制も同様です。ですから、「オートファジーが寿命を延ばすには重要かも」と考えられるわけです。

これは、実際に実験結果があります。

実験には線虫が使われました。あまり馴染みがないかもしれませんが、ギョウ虫の親《しん》戚《せき》です。線虫は寿命が一カ月程度なので寿命の実験によく使います。寿命が縮んだ、延びたがわかりやすいからです。

実験で線虫にカロリー制限をしたら寿命は延びたのですが、カロリー制限してもオートファジーが機能しないように遺伝子を操作したら、寿命が延びなくなりました。これにより、寿命の延長にオートファジーが必要だとわかりました。この際、オートファジーを活性化させる成分としてはウロリチンが報告されています。ウロリチンはザクロやベリーなどに含まれます。

もうひとつ、わかっていることがあります。線虫やハエやマウス、そしてヒトでも、加齢とともにオートファジーの機能は低下するということが示されました。加齢に伴うオートファジーの低下はすでにお伝えしましたね。

つまり、整理すると「オートファジーがないと延びていた寿命が縮んでしまう」「オートファジーは歳をとると減ってしまう」ということがわかりました。

そして私たち研究チームは、オートファジーが歳と共に減るのは、細胞の中に「ルビコン」と呼ばれるたんぱく質が増えることが原因であることを突き止めました。

ルビコンはオートファジーのブレーキ役のような存在です。「脂っこい食事はオートファジーには悪い」と第1章でお伝えしましたが、脂っこい食事もルビコンを増加させオートファジーの低下をもたらします。このルビコンが今、オートファジー研究のひとつのカギとなっています。

80歳でフルマラソンも走破できるかも

「オートファジーの低下を防いだら寿命がどうなるか」の実験もあります。この実験結果はみなさんのこれからの健康の常識を大きく変えることにもなるはずです。

まず、寿命がどうなるかから結果を示しますと、遺伝子操作でルビコンをなくしてしまった線虫やハエの寿命はオートファジーが活発化することで、平均20％延びました。これ、すごいですよね。今の日本人だと20％延びたら平均寿命は100歳を超えます。

もちろん、この結果に至るまでに紆余曲折《うよきょくせつ》はあったのですが、あまり実験方法の話ばかりが続くとみなさん飽きてしまうでしょうから先に話を進めます。

さて、ルビコンを抑えることで寿命の延長がわかっただけでなく、予想外の結果もわかっています。

シャーレの中で線虫がゴニョゴニョ動いているのをビデオで撮影して、あとでどれだけ動いたかを測定してグラフにしました。そうすると、ルビコンのない線虫は老いてもゴニョゴニョ動き続けていました。通常の線虫の2倍は動いていました。これは人間でしたら、80歳くらいなのにフルマラソンを平気で走ってしまうような衝撃です。

これがなぜ衝撃的かというと、老化の特徴のひとつには運動量の低下があるからです。

ルビコンを抑えると、老いてもとてもよく動いたということは、オートファジーを維持できれば、高齢になっても若い頃の体の機能を保てる可能性が高いわけです。

図6　ルビコンの有無と線虫の生存率

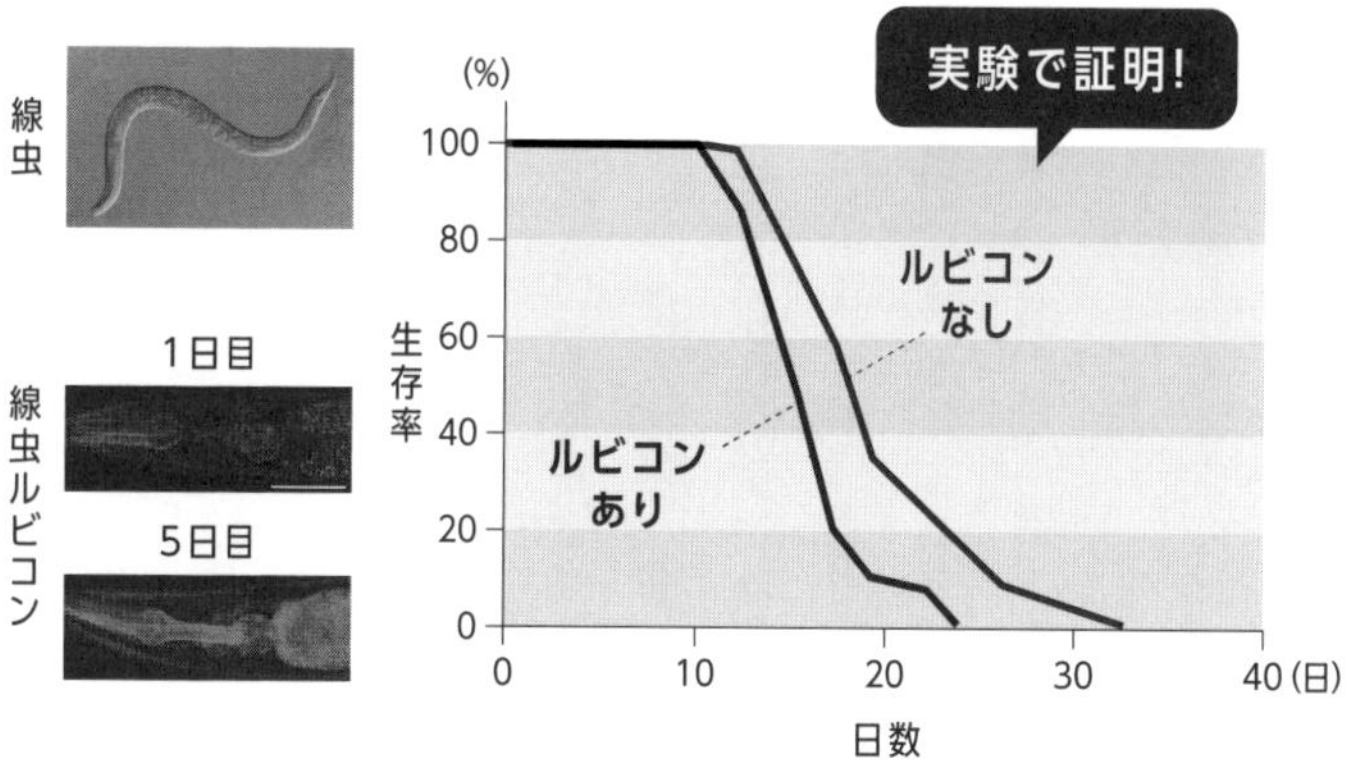

ルビコンは老化で増加し、オートファジーの活性を減らす。ルビコン遺伝子をなくした動物は加齢性疾患にかかりづらく、寿命が延びた。

出典：吉森作成

つまり、生き物はルビコンをコントロールできれば寿命も延び、老化を食い止められる可能性が示されたのです。

もちろん、人間の場合、線虫のようにルビコンを操作できません（将来は薬でできるようになるかもしれませんが）。ただ、これまで見てきたようにオートファジーは活性化できます。ルビコンがあっても、高齢になって低下したオートファジーを再活性化することも可能です。

オートファジーで病気にかかりにくくなる

もちろん、老化を食い止められるからといって、食い止める必要があるのかというのは非常に重要な問題です。「老化は自然なのにそれに逆らうのか」「ちょっと不自然では」などいろいろ意見はあると思いますが、今、日本では寝たきりや認知症が非常に増えています。医療費の国家財政の圧迫も社会問題になっています。解決策としては、死ぬ間際まで元気でいてもらうしかありません。医療費の問題を抜きにしても、誰だって寝たきりで生きたくないです。大半の人は本音では健康で長生きしたいはずです。

老化の最大の特徴はさまざまな病気にかかりやすくなることです。当然、重症化しやすくなりますし、死亡率も高まります。

私は今、健康寿命を寿命に近づけることで老化を食い止められないかと研究を進めています。オートファジーによって健康寿命が延びるということは高齢になっても病気にかかりにくくなることでもあります。

哺乳類の場合は老化すると必ず病気になります。それならば、オートファジーの低下をもたらすルビコンを抑えることが病気の防止につながるのではと考えて、いろいろと実験してきました。結論からいいますと、ルビコンを抑えてオートファジーを維持すると加齢に伴ってかかりやすい病気にかかりにくくなることがわかってきています。

加齢に伴ってかかりやすい病気を「加齢性疾患」といいます。

例えば、認知症の原因となるパーキンソン病や高齢者の失明原因として最も多い加齢黄斑変性、骨折しやすくなる骨粗しょう症などがあります。いずれも現代人にとっては身近な病気で、おそらく、みなさんの周りにも苦しんでいる方はいるでしょう。

オートファジーを低下しないようにしたマウスの実験では、実際にこれらの加齢性疾患にかかりにくくなる結果が出ています。あくまでもマウスの実験ですが、同じ哺乳類ですので、人間の場合でもオートファジーを活性化することで、加齢性疾患を抑えることにもつながる可能性がきわめて高いでしょう。

「病気にかかりにくくなるなんて本当かな」と半信半疑の人もいると思いますので、いくつか例を挙げます。

例えば腎臓の線維症が挙げられます。線維症というのは臓器でコラーゲンが増えて、臓器が硬くなる病気です。腎臓だと尿の出が悪くなりますね。腎臓の線維症は加齢で起こりやすいのですが、マウスの実験で遺伝子操作してルビコンをつくれなくすると、加齢による腎臓の線維化が抑制されました。

もう少し、皆さんのなじみがある病気ですと、神経変性疾患です。すでに何度かお伝えしましたが、アルツハイマー病やパーキンソン病です。神経変性疾患での治療にオートファジーが注目されているとは前に述べましたが、オートファジーを止めてしまうとマウスは全てアルツハイマー病になってしまいました。

まだはっきりしないことも多いのですが、ルビコンを破壊したマウスの実験では、パーキンソン病の原因となるたんぱく質の蓄積は低下することがわかっています。おそらく、ルビコンの増加がオートファジーを低下させることで、たんぱく質の塊を取り除けなくなり、神経変性疾患の原因になっているのかもしれません。

骨粗しょう症の予防にも有効そうで、骨芽細胞という骨をつくる細胞の機能をオートファジーが高められることも私たち研究チームが見つけています。

これらの実験結果は、薬などでルビコンの増加を抑えられれば病気の抑制につながる可能性が極めて高いことを示しています。ですから、世界中の製薬会社がオートファジーに注目しているわけです。

病気との関係のまとめ

これまでオートファジーと健康との関係についてみてきました。オートファジーを活性化させることは健康寿命を延ばし、認知症などの加齢性疾患の予防に役立つ可能性が高いことがわかっていただけたと思います。

これまでと重複もありますが、オートファジーがどのような病気に対して有効に働くと考えられているかをここでは紹介します。

免疫力について

オートファジーは免疫力を上げてくれます。

細胞内に侵入してきた病原体を捕捉《ほそく》して分解できますし、ウイルスなどの病原体に対する抗体を作る免疫細胞や病原体を殺す免疫細胞の能力の維持に働いています。ただ、高齢者になるとオートファジーが低下するため、そういった免疫力が弱まります。

そうなると感染症に弱くなり、肺炎などの炎症が命の危機にもつながりかねません。ワクチンも効きにくくなります。

老化した人間の抗体をつくる細胞に、納豆などに含まれるスペルミジン（オートファジーを活性化させる成分）をかけたところ、オートファジーが亢進《こうしん》して、抗体をつくる力が回復したという実験もあります。オートファジーの活性化は、感染症への抵抗力を高める可能性があります。また、スペルミジンは、歳をとって低下したがんに対する免疫を回復させます。これはオートファジーを介した効果なのかはまだわかっていませんが、その可能性が高いと私は考えています。

生活習慣病

脂っこい食べ物を食べすぎると、オートファジーの働きにブレーキがかかり、脂肪肝になります。脂肪肝の他にも動脈硬化や糖尿病（糖尿病の95％を占める2型）もオートファジーと関係があります。

例えば、インスリンを分泌する脾臓《ひぞう》の特定の細胞でオートファジーに必要なたんぱく質の遺伝子を破壊したマウスはインスリンが出にくくなり糖尿病になりました。

加齢性疾患

パーキンソン病などの神経変性疾患や骨粗しょう症、加齢黄斑変性、腎臓の線維症などはオートファジーを活性化することで抑制できる可能性が高いでしょう。オートファジーの働きが鈍ると悪化するとみられています。

肝臓がん

肝臓でオートファジーが働かないマウスはがんになるという報告があります。この実験からはオートファジーが肝臓がんを防いでいる可能性が高いといえます。

ちなみに、ほかの臓器でオートファジーの機能を止めてもがんにはあまりなりません。この理由はまだよくわかっていません。

心不全

心臓でオートファジーが働かないマウスは、歳をとったり、心臓に負担をかけたりすると心不全になることがわかっています。

腎臓の病気

加齢性疾患である腎臓の線維症以外でも、血液中の尿酸値が上がってなる腎症（腎臓に傷みが生じて腎臓の機能が低下する病気）にも関係があることがわかっています。オートファジーの働きが悪くなると、腎症は悪化します。

また、健康なマウスでも腎臓でオートファジーが働かないと、歳をとった時に腎臓の機能障害を起こします。

これらはオートファジーが低下すると発症したり悪化したりすることがはっきりしている病気です。オートファジーがどのようにして病気を防いでいるかは病気ごとに違いますし、仕組みがよくわかっていないものもあります。

オートファジーの研究は人間と関係があることがわかってから飛躍的に増えました。そして、研究の多くはまだ途上にあります。これからオートファジーと病気の仕組みがいろいろわかってくるでしょうし、さらに多くの病気との関係もわかってくるでしょう。

オートファジーは神経細胞や内臓、筋肉、皮膚などあらゆる細胞に備わっているだけに、その働きの全貌はまだまだ見えていません。

オートファジーが機能しなくても人はある程度生き延びるが……

最後にここでオートファジーによる栄養源の確保に関する話をしておきます。

オートファジーは細胞が自分の成分を分解して栄養にする役割があると第1章で述べました。この役割はもっとも基本的な機能です。当初、オートファジーはこの機能しかわかっていませんでした。

この機能はオートファジーの研究の地平を開いた酵母では大きな意味がありました。というのも、酵母は単細胞です。細胞1個で生きていますから、ほとんど栄養の蓄えがありません。蓄えておく場所がないので、絶えず周りの環境から栄養を取り込まなければなりません。栄養が取り込めなくなると飢え死にしかねないので、オートファジーを起こして細胞の中身を分解して栄養源にします。単細胞はその細胞しか頼れないので生き死ににかかわります。また周りから栄養が取り込めるようになるまで、そうやって生き延びます。中身にも限りがあるので、ずっとは無理ですが。

一方、人間は多細胞です。栄養を蓄えておく専門の細胞も存在します。有名なのが脂肪細胞ですが、肝臓や筋肉などにもそれぞれ栄養は蓄えられています。そこから栄養が供給されます。ですから、「お腹空いて、もう死にそう」と思っても、実際には死にません。体の中に十分な蓄えがあるからです。オートファジーができなくてもかなりの期間持ちます。

しかし、ずっと食べ物がないと、蓄えていた栄養もなくなります。日本では最近はあまり聞きませんが、昔は戦争や災害で深刻な飢饉《ききん》になり餓死者がたくさん出ることもありました。ナチスの強制収容所やアフリカの内戦で手足がガリガリになってしまって死んでいった人たちの写真を見た人もいるかもしれません。この場合、筋肉の細胞の内部をオートファジーが分解していると考えられます。最後の最後にはオートファジーも働きます。

もちろん、あなたが忙しくて昼ご飯を抜いて、働いていてお腹がペコペコの時は細胞でオートファジーは起こっています。しかし、それが酵母のようにすぐに生死を左右することにつながるわけではありません。


ただ、例外として生き死ににも関わる場合もあります。

生後すぐです。

遺伝子を操作してオートファジーが起こらないマウスで生後を観察した実験があります。**オートファジーが機能しないマウスが生まれたらどうなると思いますか。全て24時**

間以内に死んでしまったのです。へその緒からの栄養がたたれた後の赤ん坊のマウスは筋肉や肝臓でオートファジーを起こして、その栄養で生きていたことがわかっています。

人間の場合、同じ実験はできませんが、おそらく、人間も同じ結果になるはずです。

そして、不思議なことに、オートファジーを起こせないマウスは母乳もほとんど飲みませんでした。脳のオートファジーが機能しないと、おっぱいを飲む指令が出ないのです。強制的にスポイトで飲ませても死んでしまいました。

それならばと、全身のオートファジー機能を停止した後で脳のオートファジーだけ機能するようなマウスをつくって実験してみました。そうすると、死んでしまうマウスと生き延びるマウスに分かれました。おっぱいを飲めて生き残ったマウスはその後も元気でした。

つまり、オートファジーの栄養確保は哺乳類にとって生後すぐは不可欠ですが、限定的ともいえます。

哺乳類の生死レベルでの効果は限られますので、もしオートファジーの役割が「栄養をとる」だけでしたら、おそらく今ほどの研究の広がりはなかったでしょう。

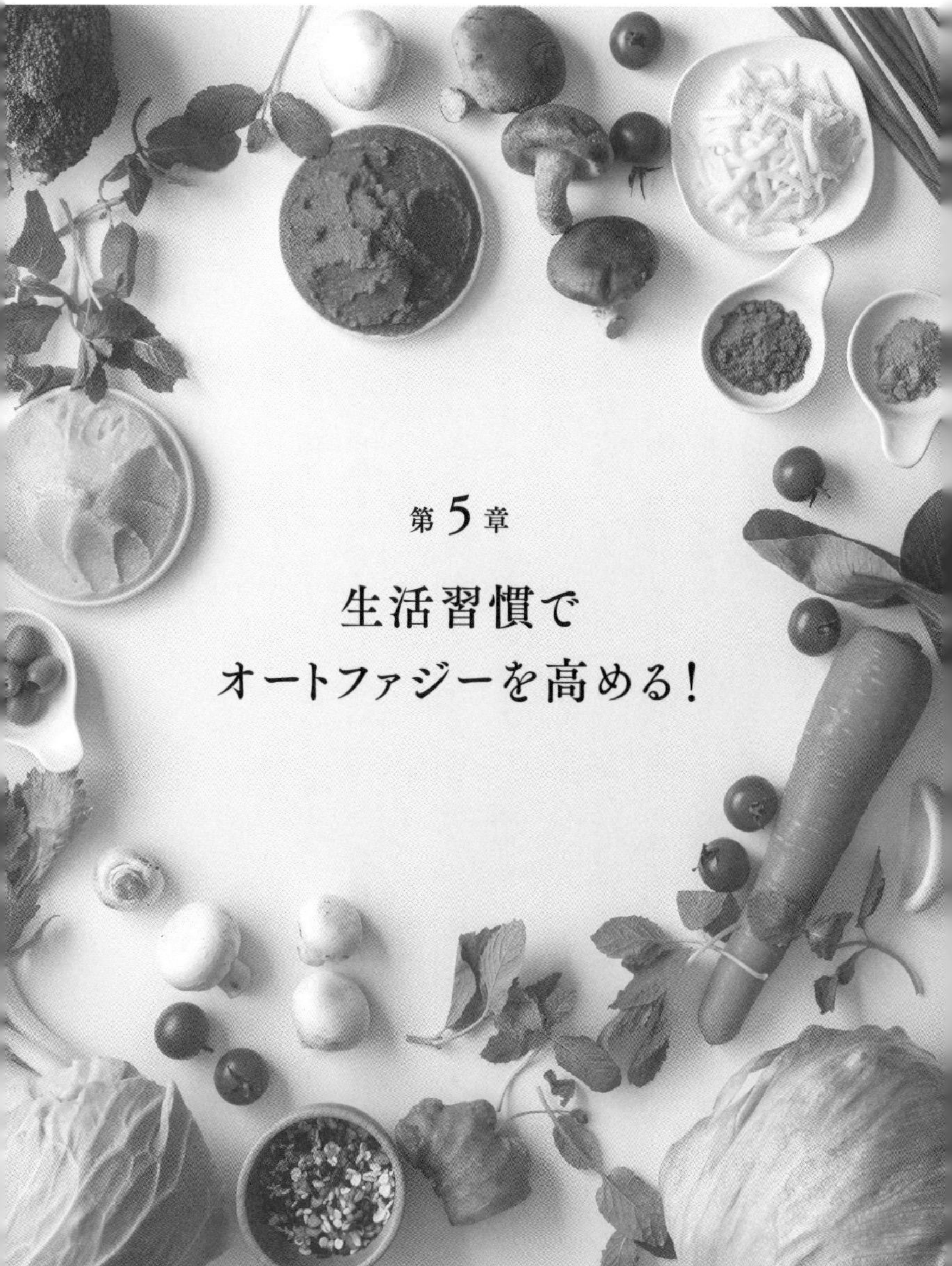

第5章

生活習慣で
オートファジーを高める!

薬を飲まずに高めるのがベスト

オートファジーと病気の関係がわかってきたことで、オートファジーを活性化させて病気を防ぐ薬の開発がこれから急ピッチで進むはずです。私（吉森）もその一助になればと日夜研究しています。

ただ、薬は一朝一夕にはできません。安全かどうかの見極めは非情に慎重です。ですから、みなさんが考えるよりも実用化するまでに時間はかかります。10年、20年かかることも珍しくありません。

実験を重ねて、サルまでは実験で効果があっても、人間には効果がなかったというケースもよくあります。薬の開発は、言葉は悪いですが、博打《ばくち》の側面があります。

実用化にこぎ着けても副作用の問題がどの薬にもつきものです。特にオートファジーの効果が期待される病気は、感染症を除くとほとんどが慢性疾患です。

慢性疾患とは治療が長期に及ぶ病気です。薬も長い間にわたって飲み続けなければいけません。誰もがなるべくならば、そうした状況は避けたいはずです。

できることならば、薬は飲まないにこしたことはありません。薬を飲まないでオートファジーを高められたら最高です。

老化に伴い、ルビコンが増えてオートファジーの機能は低下します。ただ、これまでに何度もいいましたが、オートファジーを上げていれば元気に長生きできる可能性は極めて高いですし、加齢に伴い低下しても再活性化できることがわかりつつあります。

ここではこれまでに紹介した食事以外で、副作用がなくオートファジーを上げられる方法を紹介します。全て明日からでも、読んだ直後からでも取り組めますので、是非参考にしてください。

人間は寝ないと死ぬ

オートファジーを活性化するには、食事はもちろん、運動や睡眠などの生活習慣の改善も欠かせません。そして最近、特に注目されているのが睡眠との関係です。

寝る子は育つとはよくいいましたが、睡眠は大人にも欠かせません。

そもそも、人間は寝ないと死にます。

なぜ睡眠が必要なのか、睡眠中に何が起こっているのかはよくわかっていませんが、寝ないと死にます。眠れなくなる病気（致死性家族性不眠症）もあります。急にある年代から眠れなくなって、死に至ります。

睡眠は脳の休息だと思われがちですが、休息ではありません。寝ている間も脳はすごく活動しています。何をしているかはまだよくわかっていませんが、起きている間と違う活動をしていることはわかっています。

生き物が寝るのは当たり前だとも思われがちですが、神経がない生き物は寝ません。ですから、睡眠は神経と深い関係があるのは間違いありません。ただ単なる休息ではなさそうなので、睡眠はいまだに生命科学上の大きな謎です。

いずれにせよ、睡眠は病気や寿命と関係しています。睡眠をとるのはもちろん、睡眠の質が重要ではないかと最近の研究ではいわれています。そして、そのカギをオートファジーが握っている可能性があります。

睡眠はオートファジーも上げる

「睡眠はオートファジーの活性化と関係がある」と聞くと「良く寝るとオートファジーが上がる」と思われるかもしれません。ただ、そこまで単純な話ではありません。夜にしっかり眠ることが重要です。

生き物にはそれぞれ固有のサーカディアンリズム（日周期）があります。わかりやすくいうと体内時計です。

一定の時刻がくると自然に眠くなり、一定時間眠ると自然に目が覚めます。体内時計の実態はまだ完全には解明されていませんが、少しずつ明らかになっています。

例えば、人間は洞窟《どうくつ》に閉じ込められて真っ暗な状態にずっといても、25時間周期でしばらくは行動することがわかっています。周囲の明るさに関係なく行動します。

オートファジーと体内時計に関してはハエの実験があります。ハエの体内時計でちょうど寝ている時間に睡眠状態にあるとオートファジーが上がることがわかっています。ですから、注意すべきなのは体内時計の周期に合わせて寝ることです。昼寝しても、オートファジーが上がるわけではありません。

あくまでも動物実験ですが、サーカディアンリズムは多くの生き物に共通する特徴ですので、人間にも当てはまる可能性は非常に高いでしょう。

寝ている間にオートファジーが起こるのは「人間には睡眠がなぜ必要か」とも関係しているかもしれません。サーカディアンリズムに従ってオートファジーが上がったり下がったりしていることは、オートファジーが睡眠の質を左右している可能性を示しています。もしかしたらオートファジーを上げることで睡眠の質をよくすることもできるかもしれません。

有酸素運動に励もう

適度な運動がオートファジーを活性化させることもわかっています。

運動が体に良いのはみなさんも感覚としてわかるでしょう。

体を動かさないよりは動かした方が良いのは間違いありません。オートファジーにはウォーキングなどの有酸素運動が有効です。

これも動物実験で証明されています。

フィットネスクラブに行く人はトレッドミルと呼ばれる機械をご存じでしょう。有酸素運動用のトレーニングマシーンで、ベルトコンベヤーが動く上を人が走ったり、歩いたりします。

実験用トレッドミルでマウスを走らせたところ、筋肉のオートファジーの量が増え、糖尿病になりにくくなった報告があります。

マウスの実験結果ですので、人間にどこまで効果があるかわかりませんが、人間と同じ哺乳類ですのでオートファジーが活性化する効果は見込めるはずです。

オートファジーを暮らしに取り入れる

食生活や睡眠、運動などによってオートファジーを高める習慣を早くから身につけていると健康寿命も延ばせると考えられます。

ここでは、まとめもかねておさらいしましょう。

1、食事――一日三食、腹八分、寝る間際は食べない

何をどのように食べるべきかは、第2章を参照してください。

まず、大前提として、カロリーを制限すればオートファジーの働きが活性化して健康寿命が延びます。

カロリー制限の方法は問いません。一定期間の総カロリーを抑えればオートファジーは活性化します。

ただ、現実的に働き盛りだったり、育児や介護で忙しかったりする中高年の方々にとっては極端なカロリー制限は必要な栄養が不足するリスクもあります。「一日三食、腹八分」がよいでしょう。

食べなければオートファジーは活性化しますが、どのくらいの期間、食事を抜けば効果的かはわかりません。むしろ、極端な断食は筋肉を細くします。過度な断食を続けると、「手足が細くてお腹がポッコリ」のスタイルになる可能性が高いです。これでは本末転倒ですね。

もちろん、働いている人でしたら会食や飲み会で食べ過ぎてしまう時もあると思います。そういう時は一食抜いたり、軽めに食べたりすることで調整して問題ありません。

また、夕食はなるべく早めに食べて、満腹状態で眠らないことを心掛けましょう。

食べることでオートファジーは一時的に下がりますが、睡眠時には上がりますので、オートファジーをより活性化させるためにも寝る間際に食べるのを控えた方がいいでしょう。

2、高脂肪食は食べない

脂っこいものを食べるとオートファジーの働きが悪くなり、脂肪肝になることはこれまで説明してきました。高脂肪食はオートファジーの観点からも控えましょう。

具体的にはフライや肉の脂身などの「油」です。オリーブ油にはオートファジーを活性化させる成分が含まれるものの、動物性、植物性を問わず油はオートファジーの働きを減らします。

ただ、油は体のエネルギーや細胞の材料にもなりますので、完全にカットするなど極端な方法はやめましょう。

3、睡眠――夜にしっかり寝る

睡眠はオートファジーを高めますが、重要なのは夜しっかり眠ることです。

オートファジーは睡眠時間というよりも、サーカディアンリズムに制御されます。睡眠や血圧、体温などは人が生まれながらにしてもっている体内時計のリズムによって変動します。昼寝ではなく、夜寝ることが重要になります。

4、運動

適度な運動はオートファジーを活性化させるでしょう。中でもウォーキングなどの有酸素運動はより効果があります。

バランス良い生活でオートファジーを高める

さて、これまでオートファジーを活性化するための食品や食生活、生活習慣についてお伝えしてきました。

一日三食、よく眠る、発酵食品、適度な運動などなど。みなさん、気づかれたかと思いますが、オートファジーを高める生活に特別な方法はありません。むしろ、**「昔から体に良い」と呼ばれてきた食事や生活がオートファジーにも効果があります。**

オートファジーが広く知られるようになったのは最近であり、まだその働きは十分にわかっていませんが、私たちが昔から慣れ親しんできた暮らしが最も効果的なわけです。

本書の冒頭でも説明しましたが、食事や健康に関して極端な方法にはデメリットがあります。

ですから、オートファジーが体に良いからとオートファジーだけをひたすら上げればいいわけではありません。オートファジーは空腹時に上がりますが、これは生命の危機を感じて自らの栄養を分解するからでしたね。同じように放射線や紫外線を浴びた時や体温が急激に上下した時などにも上がります。つまり、ストレスを感じて生命の危険を察知すると上がる傾向にあります。だったら、ひたすらストレスを浴びればいいかというと、そうはなりませんよね。本来、そうしたストレスはないほうがいいわけです。

無理せずにほどほどにバランスよく。これが人生100年時代を生きるオートファジーとうまく付き合う上でもっとも重要な姿勢になるでしょう。

不老は夢ではない

人間は生き物の中でも最も「進化」した生物になりました。今のところ、他の生き物との生存競争に明らかに打ち勝っています。数の面ではバクテリアなど人間より多い生き物は少なくありませんが、地球で最も優勢な生き物になったのは否定できないはずです。

ただ、人間はその過程で選択した死と老化に、今、逆らおうとしています。

多くの人は「長生きしたい！　長生きしたい！」と願い、「老けたくない！」と叫んでいます。アンチエイジング商品などは大人気です。

実際、寿命も延びています。厚生労働省のまとめによると、2021年の日本人の平均寿命は男性が81・05歳、女性が87・09歳です。いずれも前年を下回りましたが、依然として世界的には高水準にあります。

つい200年ほど前である江戸後期の、岐阜県のある山村の平均寿命を調べた調査では、男女いずれも30歳にも到達しませんでした。当時は乳幼児の死亡率が非常に高かったとはいえ、寿命の延びは目を見張るものがあります。

人間の体は生物学的には120歳くらいまで生きられるとの仮説があります。最近では、いや150歳までいけるという論文も出ました。

環境の改善や医学の進歩により、人間の寿命はこのマックスに向かって延びています。ただ、老化は起こります。

ところが、今、人間は科学の力を使って、老化を止めて、あわよくば不老不死になろうとしています。これをどのように捉《とら》えるかは、人類のこれからを考える上で非常に重要な問題です。

例えば、延命治療の問題があります。自然に逆らうのは良くないという考えは存在します。その究極は医療の拒否になります。

この問いに答えはありません。

私は個人的には不死になることは望みませんが、死を単に先延ばしにするだけではなく、生きている間、元気でいたいと思うのは間違っていないと思っています。

おさらいになりますが、老化の特徴は、死にやすくなることです。人間の場合は死ななくても老化すると「有病率」、つまり病気にかかっている割合が高くなります。病気が悪化すれば、寝たきりになって介護が必要になります。

例えば、日本の場合、厚生労働省は介護を受けたり、寝たきりになったりせずに生活できる健康寿命を算出しています。

最新の2019年の統計では男性72・68歳、女性75・38歳です。一方、2019年の平均寿命は男性81・41歳、女性87・45歳です。つまり、男女を問わず晩年の10年前後は不健康な生活を送っています。

これをなんとかできないか、平均寿命に近づけられないかと考えるのが現代医学です。進化に逆らっているように映るかもしれませんが、私は、科学を使うようになったのも進化の結果だと考えています。進化することで人間の脳が大きくなり、科学や技術を発展させられたのではないでしょうか。そのような知識も技術も手に入れてしまった以上、後戻りはできないのではないでしょうか。例えば、21世紀の今、「傷口から細菌が入っても抗生物質を使わない」と言い張るのは現実的ではないはずです。

ですから、人間は進化で得た科学の力を良い方向に使うべきでしょう。

人間は外敵に命を捕食されるような危険はなくなりました。ただ、まだ病気には打ち勝てません。がんやアルツハイマー病、多くの感染症。これらの病気とどう向き合うかは21世紀の大きな課題ですが、その解となりうる可能性を秘めているのがオートファジーなのです。そして、それは皆さんの日々の心がけで高められるのです。

死ぬ瞬間まで、健康で自分らしくいたいと思いませんか？

おわりに

本書は、オートファジーを活性化させるための食事術として企画されました。

おそらく、手に取られた方も「手っ取り早くオートファジーを高めたい」と思われた人が大半でしょう。

オートファジーは私たちの健康を支える重要な機能です。これまで対策がなかった認知症予防の切り札になる可能性を秘めていたり、高齢になっても免疫力を高い水準で維持したりするのに不可欠な存在です。


本書では、オートファジーを高める食品を細かく紹介してきました。

ただ、それらだけを食べることはむしろ推奨していません。ここまで読まれた方はおわかりでしょうが、「これだけ食べていればオートファジーが活性化する」という内容にはしませんでした。

書店には「健康に良い料理本」が並んでいます。特定の病気や若返りへの効果を掲げた書籍もあります。一方で、そうした書籍がどこまで効果があるのか疑問を抱いた人もいるでしょう。根拠があやふやだったり、極端な方法すぎたりする書籍も少なくありません。本書では根拠を可能な限り示しました。

全ての事象にはメリットもあればデメリットもあります。

オートファジーも同じです。

本書でも何度か触れましたが、オートファジーを最大に活性化させたければ何も食べないという結論にたどり着きます。もちろん、何も食べなければ死にます。オートファジーの働きがすごくよくなっても、体全体で考えると好ましくありません。オートファジーが何か、どのような可能性があるのかを正しく理解した上で日常の食事や生活習慣に取り入れてもらえることを目指しました。

本書を読み終えて、「おやっ」と思われた方もいるかもしれません。

オートファジーを高める食事や生活習慣は、昔から体に良いとされてきたことと重なる部分も少なくないからです。

「一汁三菜」のように汁物と主菜、副菜を一緒に食べる、「毎日三食食べる」「寝る前には食べない」「適度に運動する」などなど。

本書はこうした習慣が単なる古くからの言い伝えでなく、最新の科学の知見でも体に良いことを改めて示したともいえます。

とはいえ、現代社会においては本書で紹介した生活を送ることは簡単ではありません。忙しく働く中高年の方が毎日、規則正しい食事をとるハードルは決して低くありません。加えて、飲み会もあれば、ラーメンや唐揚げなど高脂肪食を食べたい日もあるはずです。

人間ですから、食べたいときは食べていいでしょう。食べたいのに我慢してストレスを抱える方が健康にむしろ良くない可能性もあります。

繰り返しになりますが、重要なのは極端にならずにバランスを保つことです。

例えば、前夜の飲み会で食べ過ぎたら、翌朝の食事は軽めにしてもいいでしょう。毎食、一汁三菜を用意するのは簡単ではありませんから、本書でも一汁二菜をご提案しています。ワンプレートの食事でもその中でバランスを心掛けたり、丼物でもたんぱく質が足りないなと思ったら、小鉢を追加したり、プロテインバーをかじったりしてもいいでしょう。実践できなくても、食事の「土台」の意識を常に持っているかどうかが重要です。その上で、オートファジーの活性化につながる食品を取り入れてみてください。

今後、オートファジー研究はさらに進むはずです。

オートファジーは現象が発見されてから半世紀以上経ちますが、まだこれからの分野です。

最初は飢餓の時に自分を分解して栄養にする役割しかわかっていませんでしたが、病気との関係があることがわかってきて、多くの人が関心を持ち始めています。

オートファジーを維持することで歳をとっても元気でいられる可能性や寿命が延びる可能性も示されています。

オートファジーを活用した薬の開発も進むはずです。ただ、薬は予防で飲むわけにはいきません。毎日の生活習慣の改善がもっとも取り組みやすいですし、効果的でしょう。

そうした中でも誰でもすぐにでもできるのが食生活の見直しです。

最近は「コスパ」「タイパ」が求められる世の中です。誰もが答えに最短で到達しようとします。

目的がしっかりしていれば、効率を求めるのは当たり前といえば当たり前かもしれません。

ただ、食事の場合、それがベストとは言い切れません。

効率だけを求め続ける手法には弊害があります。「バランスよい食事などといわずに、サプリメントだけで栄養をとればいいのでは」と考える人もいるかもしれませんが、サプリメントでは狙った栄養素しかとれません。

自然の食品は、まだ研究レベルでは明らかになっていない栄養素や、重要だと思われていない栄養素まで一緒にとることができます。つまり意図せずして体に良いものを吸収できます。サプリメントはあくまでも補助的に使うのが好ましいでしょう。なるべく、自然の食品を使った料理を口にするのが、急がば回れで健康への最も近道といえます。

無理せず、急がず食事を見直せば、老後を楽しく過ごせる可能性は高まります。1日でも長く健康に過ごせれば、老後の肉体的、経済的な不安も自然と減ります。

いつでも、少しずつでも始められるのがオートファジー生活のよいところでもあります。本書を読み終えたみなさんは明日からとはいわず、今すぐにでも始めてみましょう。

2023年8月

吉森　保
松崎恵理

主要参考文献一覧

〈第1章〉

動物ではカロリーを制限するとオートファジー効果により寿命が伸びる

Tóth ML et al: Longevity pathways converge on autophagy genes to regulate life span in Caenorhabditis elegans. Autophagy. 2008 Apr;4(3):330-8.

Hansen M et al: A role for autophagy in the extension of lifespan by dietary restriction in C. elegans. PLoS Genet. 2008 Feb;4(2):e24.

Rana A et al: Promoting Drp1-mediated mitochondrial fission in midlife prolongs healthy lifespan of Drosophila melanogaster. Nat Commun. 2017 Sep 6;8(1):448.

Lim CY et al: SAMS-1 coordinates HLH-30/TFEB and PHA-4/FOXA activities through histone methylation to mediate dietary restriction-induced autophagy and longevity. Autophagy. 2023 Jan;19(1):224-240.

絶食および絶食後の食事の影響

Nakamura Y et al., Diurnal variation of human sweet taste recognition thresholds is correlated with plasma leptin levels. Diabetes. 2008 Oct;57(10):2661-5.

Rong S et al., Association of Skipping Breakfast With Cardiovascular and All-Cause Mortality. J Am Coll Cardiol. 2019 Apr 30;73(16):2025-2032.

酵母におけるオートファジーに必要な遺伝子の発見

Tsukada M, Ohsumi Y. Isolation and characterization of autophagy-defective mutants of Saccharomyces cerevisiae. FEBS Lett. 1993 Oct 25;333(1-2):169-74.

人間の体内における1日のタンパク質の分解量と合成量

「細胞内タンパク質のリサイクルとその生理的意義」田中啓二、日本栄養・食糧学会誌　第64巻　第4号　221-228(2011)

オートファジー低下と脂肪肝

Tanaka S et al., Rubicon inhibits autophagy and accelerates hepatocyte apoptosis and lipid accumulation in nonalcoholic fatty liver disease in mice. Hepatology. 2016 Dec;64(6):1994-2014.

腎臓のオートファジーを止めたマウスは腎臓病になる

Kimura T et al., Autophagy and kidney inflammation. Autophagy. 2017 Jun 3;13(6):997-1003.

細菌やウイルスのオートファジーによる分解

Noda T, Yoshimori T. Molecular basis of canonical and bactericidal autophagy. Int Immunol. 2009 Nov;21(11):1199-204.

老化に伴うオートファジー活性の低下
Nakamura S et al., Suppression of autophagic activity by Rubicon is a signature of aging. Nat Commun. 2019 Feb 19;10(1):847.

スペルミジンの寿命への影響
Kiechl S et al., Higher spermidine intake is linked to lower mortality: a prospective population-based study. Am J Clin Nutr. 2018 Aug 1;108(2):371-380.
Pucciarelli S et al., Spermidine and spermine are enriched in whole blood of nona/centenarians. Rejuvenation Res. 2012 Dec;15(6):590-5.
Filfan M et al., Long-term treatment with spermidine increases health span of middle-aged Sprague-Dawley male rats. Geroscience. 2020 Jun;42(3):937-949.

スペルミジンの免疫への影響
Hofer SJ et al., Mechanisms of spermidine-induced autophagy and geroprotection. Nat Aging. 2022 Dec;2(12):1112-1129.
Al-Habsi M et al., Spermidine activates mitochondrial trifunctional protein and improves antitumor immunity in mice. Science. 2022 Oct 28;378(6618):eabj3510.

ウロリチンの寿命への影響
Ryu D et al., Urolithin A induces mitophagy and prolongs lifespan in C. elegans and increases muscle function in rodents. Nat Med. 2016 Aug;22(8):879-88.

食品素材の寿命への影響
Aman Y et al., Autophagy in healthy aging and disease. Nat Aging. 2021 Aug;1(8):634-650.

脂質の寿命への影響
Papáčková Z et al: Effect of short- and long-term high-fat feeding on autophagy flux and lysosomal activity in rat liver. Physiol Res. 2012;61(Suppl 2):S67-76.
Yamamoto T et al: High-Fat Diet-Induced Lysosomal Dysfunction and Impaired Autophagic Flux Contribute to Lipotoxicity in the Kidney. J Am Soc Nephrol. 2017 May;28(5):1534-1551.
González-Rodríguez A et al: Impaired autophagic flux is associated with increased endoplasmic reticulum stress during the development of NAFLD. Cell Death Dis. 2014 Apr 17;5(4):e1179.

〈第2章〉

カルシウムは、夜の方が吸収率が高い可能性
Masanobu Kawai et al ,. Intestinal clock system regulates skeletal homeostasis. JCI Insight. 2019 Mar 7;4(5):e121798.

腸内環境を整える、からだの調子を整える麹由来の食品の健康効果
「麹に含まれるグリコシルセラミドの健康効果」山本裕貴他、生物工学　第97巻第4号（2019）

味噌汁の長期摂取は、夜間血圧を下げる
Hiroaki Kondo et al,. Long-term intake of miso soup decreases nighttime blood pressure in subjects with high-normal blood pressure or stage I hypertension. Hypertens Res
. 2019 Nov;42(11):1757-1767.

納豆に含まれるスペルミジン
Kobayashi, K et al,. Comparison of soybean cultivars for enhancement of the polyamine contents in the fermented soybean natto using Bacillus subtilis (natto). Biosci, Biotechnol, and Biochem. 2017 Mar:81(3):587– 594.

大豆及び大豆製品に含まれるスペルミジンの量
Sagara T, et al. Spermidine and other functional phytochemicals in soybean seeds: Spatial distribution as visualized by mass spectrometry imaging. Food Sci Nutr. 2019 Dec 19;8(1):675-682.

チーズ、ナッツ、大豆及びその発酵食品に含まれるスペルミジン
Hofer SJ et al., Spermidine-induced hypusination preserves mitochondrial and cognitive function during aging. Autophagy. 2021 Aug;17(8):2037-2039.

大豆ときのこに含まれるスペルミジン
Munoz-Esparza NC et al,. Occurrence of Polyamines in Foods and the Influence of Cooking Processes. Foods. 2021 Jul 29;10(8):1752.

サーモン、エビ、藻類に含まれるアスタキサンチン
Lee J et al,. Anti-Oxidant and Anti-Inflammatory Effects of Astaxanthin on Gastrointestinal Diseases. Int J Mol Sci. 2022 Dec 7;23(24):15471.

ワインに含まれるレスベラトロールは、ヒト癌細胞株においてオートファジーとアポトーシスの両方を誘導する
Siedlecka-Kroplewska K et al,. The wine polyphenol resveratrol modulates autophagy and induces apoptosis in MOLT-4 and HL-60 human leukemia cells. J Physiol Pharmacol. 2019 Dec;70(6).

緑茶のオートファジーに関連するレビュー
Mani Iyer Prasanth et al,. A Review of the Role of Green Tea (Camellia sinensis) in Antiphotoaging, Stress Resistance, Neuroprotection, and Autophagy. Nutrients. 2019 Feb 23;11(2):474.

オリーブ油に含まれるヒドロキシチロソールのオートファジーを介した働き
Rocío M de Pablos et al,. Hydroxytyrosol protects from aging process via AMPK and autophagy; a review of its effects on cancer, metabolic syndrome, osteoporosis, immune-mediated and neurodegenerative diseases. Pharmacol Res. 2019 May; 143:58-72.

ザクロ、ベリー、ナッツに含まれるウロリチンAは、マイトファジーを誘導する
Dongryeol Ryu et al,. Urolithin A induces mitophagy and prolongs lifespan in C. elegans and increases muscle function in rodents. Nat Med. 2016 Aug;22(8):879-88.

クルミに含まれるウロリチンAの働き
Lei An et al,. Walnut polyphenols and the active metabolite urolithin A improve oxidative damage in SH-SY5Y cells by up-regulating PKA/CREB/BDNF signaling. Food Funct. 2023 Mar 20;14(6):2698-2709.

メラトニンの働き
Anna Fernández et al,. Melatonin and endoplasmic reticulum stress: relation to autophagy and apoptosis. J Pineal Res. 2015 Oct;59(3):292-307.

メラトニンが豊富な食品の摂取は、抗炎症、抗酸化、免疫力の向上を示す（ナッツに最も多く、キノコ、穀物、マメ科にも多い）
Xiao Meng et al,. Dietary Sources and Bioactivities of Melatonin. Nutrients. 2017 Apr 7;9(4):367.

クルクミンは、オートファジーを調節することで肝線維症を緩和する
Desong Kong et al,. Curcumin blunts epithelial-mesenchymal transition of hepatocytes to alleviate hepatic fibrosis through regulating oxidative stress and autophagy. Redox Biol. 2020 Sep;36:101600.

〈第4章〉

オートファジーと皮膚の色
Murase D et al., Autophagy has a significant role in determining skin color by regulating melanosome degradation in keratinocytes. J Invest Dermatol. 2013 Oct;133(10):2416-2424.

オートファジーと皮膚の老化
Murase D et al., Autophagy Declines with Premature Skin Aging resulting in Dynamic Alterations in Skin Pigmentation and Epidermal Differentiation. Int J Mol Sci. 2020 Aug 9;21(16):5708.

ハダカデバネズミは老化しない
Edrey YH, Park TJ, Kang H, Biney A, Buffenstein R. Endocrine function and neurobiology of the longest-living rodent, the naked mole-rat. Exp Gerontol. 2011 Feb-Mar;46(2-3):116-23.

アホウドリは老化しない
Forslund P, Pärt T. Age and reproduction in birds - hypotheses and tests. Trends Ecol Evol. 1995 Sep;10(9):374-8.

寿命に影響を与える因子
Shinde A et al., We are all aging, and here's why. Aging Med (Milton). 2022 Oct 3;5(3):211-231.

オートファジーと肝臓がん
Takamura A et al., Autophagy-deficient mice develop multiple liver tumors. Genes Dev. 2011 Apr 15;25(8):795-800.

〈第5章〉

オートファジーと体内時計
Ulgherait M et al., Circadian autophagy drives iTRF-mediated longevity. Nature. 2021 Oct;598(7880):353-358.

オートファジーと運動
Zhang D et al., The Effects of Exercise and Restriction of Sugar-Sweetened Beverages on Muscle Function and Autophagy Regulation in High-Fat High-Sucrose-Fed Obesity Mice. Diabetes Metab J. 2021 Sep;45(5):773-786.
Ghareghani P et al., Aerobic endurance training improves nonalcoholic fatty liver disease (NAFLD) features via miR-33 dependent autophagy induction in high fat diet fed mice. Obes Res Clin Pract. 2018 Jan-Feb;12(Suppl 2):80-89.
Cook JJ et al., Endurance exercise-mediated metabolic reshuffle attenuates high-caloric diet-induced non-alcoholic fatty liver disease. Ann Hepatol. 2022 Jul-Aug;27(4):100709.

吉森 保（よしもり たもつ）

生命科学者、専門は細胞生物学。医学博士。一般社団法人日本オートファジーコンソーシアム代表理事。大阪大学大学院生命機能研究科教授、医学系研究科教授。2017年大阪大学栄誉教授。2018～22年生命機能研究科研究科長。大阪大学理学部生物学科卒業後、同大学医学研究科博士課程中退、私大助手、ドイツ留学ののち、1996年オートファジー研究のパイオニア大隅良典氏（2016年ノーベル生理学・医学賞受賞）が国立基礎生物学研究所にラボを立ち上げたときに助教授として参加。2019年紫綬褒章受章、他受賞多数。著書に『LIFE SCIENCE（ライフサイエンス）　長生きせざるをえない時代の生命科学講義』（日経BP）、『生命を守るしくみ オートファジー　老化、寿命、病気を左右する精巧なメカニズム』（講談社）他。

松崎恵理（まつざき えり）

一般社団法人日本栄養検定協会代表理事。栄養学博士、料理家、女子栄養大学栄養科学研究所客員研究員。専門は栄養疫学。栄養士養成校にて「統計学」の非常勤講師を務める。慶應義塾大学卒業。政府系金融機関勤務後、母親のがんをきっかけに女子栄養大学大学院に進学、博士後期課程修了。ル・コルドン・ブルー（代官山校）にてグラン・ディプロム取得。共著書に『認知症研究の第一人者がおしえる脳がよろこぶスープ』（アチーブメント出版）。

不《ふ》老《ろう》長《ちょう》寿《じゅ》の食《しょく》事《じ》術《じゅつ》

オートファジーで細胞《さいぼう》から若返《わかがえ》る

2023年9月14日　初版発行
2024年8月5日　再版発行

著者　吉森《よしもり》 保《たもつ》、松崎《まつざき》恵理《えり》
発行者　山下直久
発行　株式会社KADOKAWA
〒102-8177 東京都千代田区富士見2-13-3
電話 0570-002-301(ナビダイヤル)
印刷所　大日本印刷株式会社
製本所　大日本印刷株式会社

●お問い合わせ
https://www.kadokawa.co.jp/（「お問い合わせ」へお進みください）
※内容によっては、お答えできない場合があります。
※サポートは日本国内のみとさせていただきます。
※Japanese text only

定価はカバーに表示してあります。

ISBN 978-4-04-606367-0 C0030